Dr.Joe

教你 逆轉肌少症

汪家智 (Dr.Joe) 著

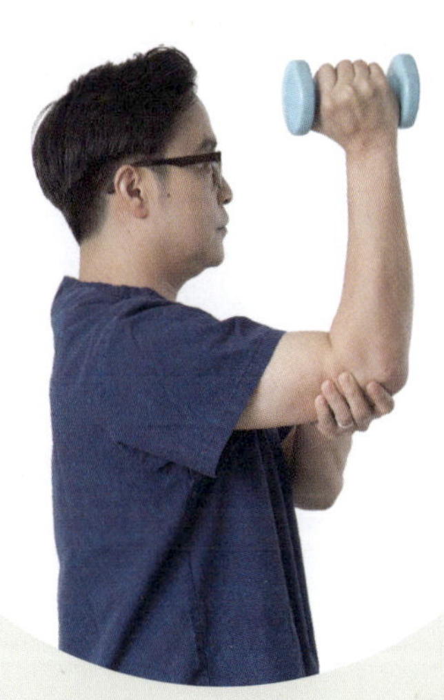

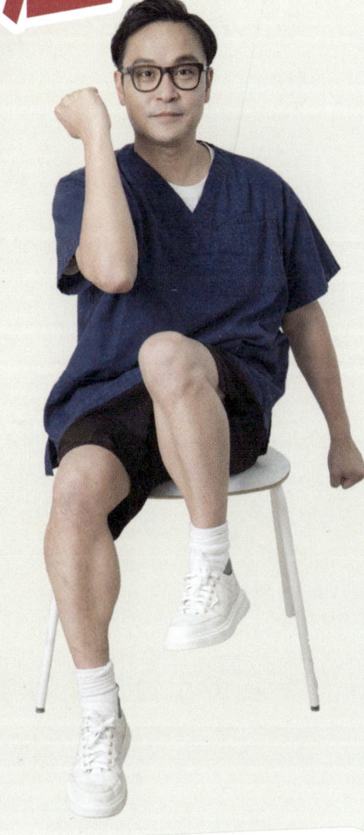

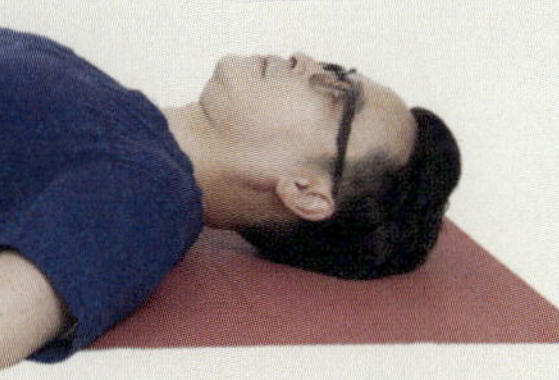

萬里機構

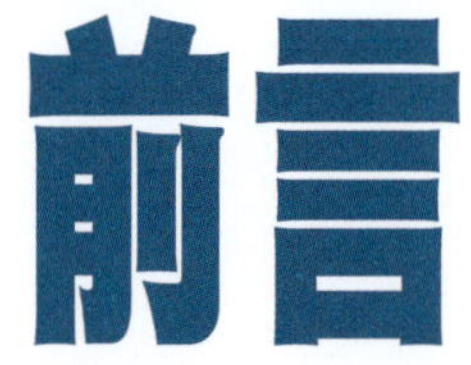

前言

FOREWORD

你知道嗎？研究發現，60 歲到 70 歲的人，每 10 個就有 1 個有肌少症；80 歲以上的人，更有一半都有這個問題！可是很多人根本不知道自己中招了，只是覺得「最近特別容易累」、「走路沒力氣」、「動不動就腰酸背痛」……

在香港，很少人認真講肌少症，但其實它很普遍，而且後果可以很嚴重。幸好，它是可以預防和改善的！正因為這樣，我才決定寫這本書，用最簡單的方法告訴大家怎麼對付它。

在寫這本書之前，我已經在我的 YouTube 頻道分享過很多關於肌少症的影片，教大家做運動、檢查方法和飲食建議。每次一講這個話題，觀眾反應都特別熱烈，留言區總是有很多人問問題。這讓我知道，原來不只香港，台灣和海外華人都很關心這個問題！

所以，我覺得是時候寫一本書，把這些知識整理得更有系統。這本書會告訴你：

- 甚麼是肌少症？
- 怎樣知道自己有沒有？
- 有甚麼方法可以改善甚至逆轉它？

我特別注重讓這本書「一看就懂」，所有運動都用彩色照片一步步教你做，保證簡單實用。

如果你現在只是覺得「體力變差了」、「容易累」，千萬不要等！40 歲以後，我們的肌肉會越來越少，但如果現在開始注意飲食和運動，完全可以避免惡化成肌少症。就算你已經有肌少症，也不用怕，只要跟着這本書的方法做，一定可以慢慢改善！

記住，肌肉是「用進廢退」的。從今天開始，跟我一起動起來、吃對東西，你的身體一定會感謝你！

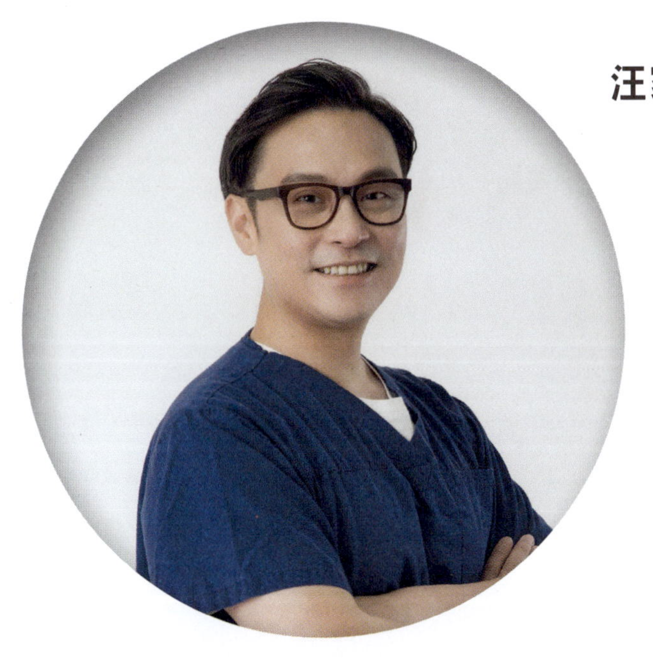

汪家智 (Dr. Joe)

目錄

CONTENTS

第三章 如何可以逆轉肌少症？

第四章 肌肉訓練前的伸展運動

第五章 腿部強化運動

第六章 核心肌群強化運動

第七章 背部強化運動

第八章 肩膊強化運動

第九章 手部強化運動

第十章 日常生活功能性訓練運動

第十一章 肌少症個案分享

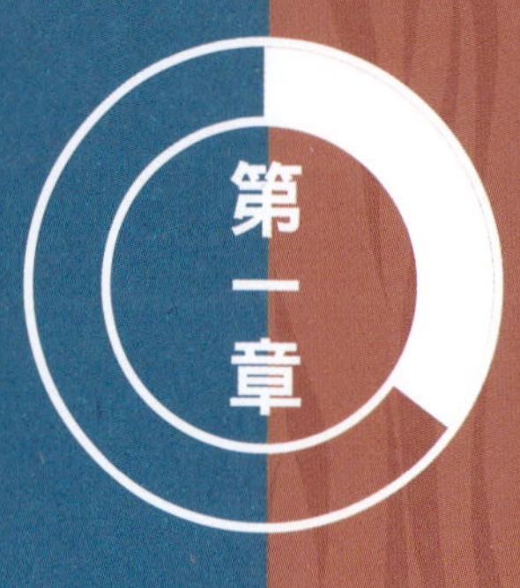

肌少症是甚麼？

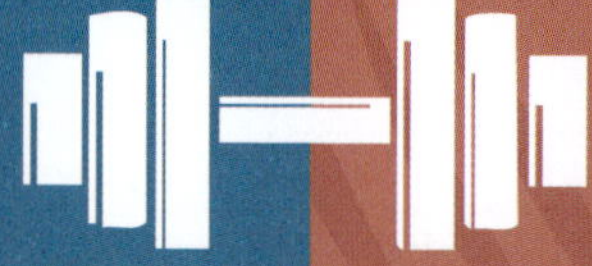

肌少症的定義

近年在日常工作中常接觸到肌少症（Sarcopenia），特別是較年長的病人。那麼，肌肉怎樣才算「少」？其實肌少症意思是指肌肉量（Muscle Mass）持續減少，以及肌肉力（Muscle Strength）持續減弱，並且因而影響患者的日常生活甚至自理能力。同時，也引發肌肉功能和韌度變差，造成患者容易失平衡、跌倒或其他痛症問題。

世界衛生組織已將肌少症正式認定為一種疾病。有研究顯示，平均每年有 62% 的老年人從「肌肉健全」狀態進展為「力弱症」（Dynapenia），其中又有 10% 會從「力弱症」進展為「肌少症」。可以說，力弱症就是肌少症的前奏：擁有正常的肌肉量，但有不正常的肌肉力。若沒有及時改變，就會出現肌少症，最後造成殘障（Disability）。這就是「**肌少症三部曲：力弱→肌少→殘障**」。而且，當肌肉力量開始下降，即使未變成肌少症，也會造成長者走路姿勢改變，平衡發生問題，很容易跌倒甚至引致嚴重受傷。

肌肉量與肌肉力之不同

以下我再簡單解釋一下「肌肉量」和「肌肉力」。

所謂肌肉量，是計算身體三大肌肉類別，包括骨骼肌（Skeletal Muscle，也稱為條紋肌）、平滑肌（Smooth

Muscle）及心肌（Cardiac Muscle）。當中骨骼肌的主要作用，就是令身體各部位可隨意活動，以及整個身體的移動。因為骨骼肌是我們身體佔比例最多的肌肉組織，也是唯一的隨意肌（Voluntary Muscles），因此經過正確的運動鍛鍊就可以增加肌肉量，減少肌少症，也正是本書的核心內容。

而肌肉量的推算，其實也有不同方法，例如參考「無脂肪質量指數」（Fat Free Mass Index, FFMI）：

計算公式：
[體重（公斤）x（100% - 體脂率）] / 身高（米）的平方。

計算所得的結果，若男性介乎 16-18 代表肌肉量較低，18-19 代表肌肉量接近平均，大於 19 即視為高於平均值。

舉例說明：一位男性身高 1.80 米，體重 90 公斤，體脂率 20%，FFMI 就是 $90 \times 80\%/(1.8)^2$，大約是 22 左右，肌肉量高於平均值。

甚麼是肌肉力？

至於肌肉力，一般稱為肌力，是指肌肉產生最大力量的能力。肌肉的最大力量固然關係着身體的所有運動，但這個「最大力量」可能是肌肉在不同的速度下作等長（Isometric）、向心（Concentric）或離心（Eccentric）的收縮所產生。換句話說，肌肉力可能是由單一肌肉或多個肌肉群，在不同的動作型態、速度及肌肉長度下收縮產生的結果，涉及許多變數，所以肌肉力也無法在單一情況下評估和測量，而必須考慮各個特定的因素。而影響肌肉力的因素有很多，包括肌肉本身的大小，肌肉纖維的數目與種類，收縮的狀態（長度和疲勞程度），有時亦需要同時考慮年齡、性別等因素，綜合作出較準確的評估。

無論如何，一個人的「肌肉量」和「肌肉力」，都不是永恒不變的。**肌肉會隨年齡增長以及荷爾蒙的轉變而逐漸減少**，有些研究推算，人到了 30 歲後，身體的肌肉便會以每年 1% 的速度流失；而到了 60 歲以後，肌肉流失的速度會更快。

隨着研究增加，近年發現肌少症在香港相當普遍。根據一些統計，在香港的長者之中，大約 11% 的男士及 7% 的女士患有肌少症，**整體來說 65 歲以上的人口中每 100 人就有 9 人患上肌少症**，以老齡化人口伸算實在是一個龐大數字。而女性更容易患上，因為男性年輕時一般會有較大運動量，因而身體儲存較多肌肉，令日後患上肌少症的風險相對較低。

肌少症 = 肌肉質量減少 + 肌肉力不足，活動力表現變差

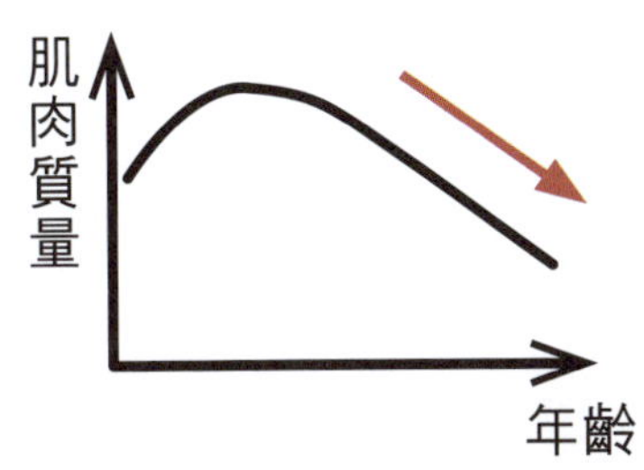

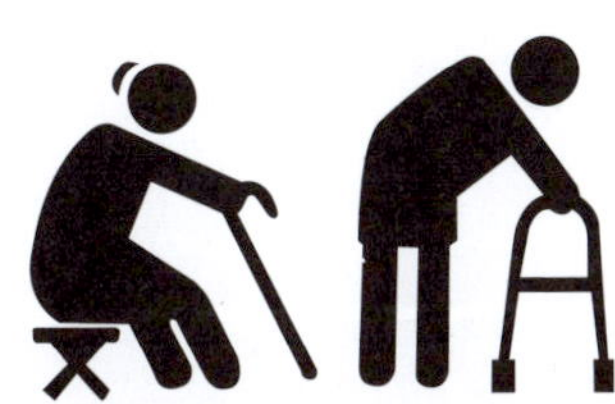

了解肌肉組織

隨着年齡漸長，我們身體會出現各種變化，包括新陳代謝減慢，以及身體細胞出現老化或退化的情況。肌肉也是由細胞所組成，所以這節會簡單解構我們的肌肉組織，希望可以讓大家更了解肌肉的運作，然後在運動鍛鍊方面也可以有更好的效果。

肌肉組織主要是由肌肉細胞（Muscle Cells）所組成，當然絕不是只有肌肉細胞，在肌肉細胞旁還會有大量的微血管、結締組織和神經線。而肌肉組織是一種有能力收縮的組織，正如上一節提過有三種肌肉組織：骨骼肌（Skeletal Muscle）、平滑肌（Smooth Muscle）和心肌（Cardiac Muscle），當中平滑肌和心肌都可以在沒有意識介入的情況下，自發性地收縮，它們是透過中樞神經系統的互動來作出活動，也會受到周邊神經叢或是內分泌系統的影響。不過，這兩種都不是肌少症所流失的主要肌肉。

所以，在針對肌少症的運動方面，我們首要目的是**強化骨骼肌**，因它是在有意識下收縮的肌肉，主要是受到中樞神經系統的影響。在人體裏有大約 640 條骨骼肌，大多數都成對，亦即共約有 320 對骨骼肌分佈於我們全身。這些肌肉短的約有數厘米長，長的則可達數十厘米，而且幾乎每塊都有本身的醫學名稱，在這裏當然不會一一列出了。反而值得注意的是佔體重的比例：成年男性的骨骼肌平均約佔體重的 42%，成年女性的骨骼肌則平均約佔體重的 36%。

紅肌 vs 白肌：慢縮與快縮的區別

在學習做運動增加肌肉之前，建議對人體肌肉纖維也需要有一定概念。**人體肌肉纖維的顏色有深有淺**，因此早年主要根據肌肉纖維的顏色而分為紅肌（Red Muscle）與白肌（White Muscle）兩類。後來又按肌肉纖維的的生理特點，分為慢縮肌（Slow Twitch 或 Type I）及快縮肌（Fast Twitch 或 Type II）；更有人把快縮肌再分為 Type IIA、Type IIB 及 Type IIC，但我們只想透過運動增加肌肉量和肌肉力，就無需講得太複雜了。最重要是知道，在每一個運動單位內的肌肉纖維都只會屬於同一類型，亦即是說，「快」運動單位內只會有快縮肌纖維，「慢」運動單位內則只有慢縮肌纖維。不過，在同一塊肌肉之內，卻可以由不同數量的「快」和「慢」運動單位所組成。

運動員的肌纖維分布有何不同？

以電視體育新聞常見的速度性項目運動為例，運動員的主要運動肌肉內，快縮肌纖維的比例較高。有些世界級優秀運動員的小腿肌肉，快縮肌可佔 70-90%。反過來說，耐力性項目運動員主要的運動肌肉內，慢縮肌纖維的百分比較高，一些頂級長跑運動員小腿肌內的慢縮肌比例可以高達 90%。

有氧與無氧運動的差異

而在普羅市民的日常運動來說，運動有分「有氧」或「無氧」，例如需要舉重用力及短暫的爆發性，就屬於無氧運動（Anaerobic）。至於有氧運動（Aerobic），又稱為帶氧運動，是一類以提高人體耐力，增強心肺功能為目標的體育運動，很多時候也被用作減輕體重；這類運動包括長跑、游泳、大部分球類運動，以至三項鐵人賽等等。

ATP：肌肉活動的能量來源

而不論有氧或無氧運動，均涉及一種物質：ATP(三磷酸腺苷)。 簡單來說，人體運動需要 ATP 來提供能量，而 ATP 可以由身體進行有氧代謝和無氧代謝合成。無氧代謝能夠於短時間內，在不需要氧氣的狀態合成 ATP，但是維持時間不長；而有氧代謝就需要氧氣參與合成 ATP，但相對來說可長時間進行。一般認為，運動中消耗的 ATP 以有氧代謝產生為主的，就是有氧運動。更「貼地」則可以理解為：在運動過程中需要不斷換氣的，絕大部分可歸類為有氧運動。

慢縮肌纖維與快縮肌纖維比較起來，慢縮肌纖維的有氧能力較高，而無氧能力則較差。相反，快縮肌纖維的無氧能力較佳。在不同類型的快縮肌纖維當中，Type IIA 的有氧能力要比 Type IIB 好，但始終仍未能高於慢縮肌纖維。

因此，我們就可以知道，慢縮肌纖維主要負責低強度的活動，而較高強度的運動則由 Type IIA 甚至 Type IIB 快縮肌纖維負責。因為慢縮肌纖維包含更高密度的粒腺體（Mitochondria）和肌紅蛋白（Myoglobin），而且血液的供應亦較充足，所以比快縮肌纖維有較高的有氧代謝和生產 ATP 的能力，而且亦較耐勞。

反過來說，由於快縮肌纖維有較高的磷酸肌酸（Phosphocreatine）和肝糖（Glycogen）儲備，而且相關的酵素活動亦較高，所以較能產生強而有力的輸出。基於種種在結構和功能上的分別，快縮肌纖維會被身體採用來作出短時間而強度高的活動，而慢縮肌纖維則主要會被用於長時間的耐力活動。

不同肌纖維如何分工合作？

身體對它們的一般分工程序是：慢縮肌纖維會最先被用於身體的活動之中，而身體會視乎活動的強度、持續時間或疲勞情況等等，適時把快縮肌纖維加入工作的行列。

再分工之下，對於中等強度的活動，慢縮肌纖維和 Type IIA 纖維會一同運作。若活動持續下去，Type IIB 纖維亦會加入工作。至於更高強度的活動，慢縮肌纖維和 Type IIA、IIB 等兩種快縮肌纖維都會被身體安排按次序加入工作的行列。

以上簡單解構了肌肉細胞的結構，以及不同運動所需的肌肉關係，應可幫助大家在之後的章節裏，選擇合適的肌肉訓練來逆轉肌少症。

肌少症的病徵

了解病徵，有助我們及早察覺肌少症，愈早開始處理自然也愈容易把它逆轉。而肌少症有五大病徵：

1 走路緩慢，即使在平地行走也變得緩慢無力。

2 手部握力下降，就連日常生活所需的開罐頭、擰毛巾，或提起一個較重的水壺倒水等也無法順利完成。

3 在沒有刻意減重下體重驟降，若半年內體重下降 5% 就值得考慮是否肌少症。

4 反覆跌倒、受傷，例如最近一年內出現超過兩次連續跌倒的情況。

5 腳步跨不開，腳也抬不起，上落樓梯出現困難。

除了上述五大病徵，很多肌少症患者都不約而同表示，無論坐着、站着都容易腰痠背痛。另外，患者肌肉少了，體型上會變得鬆軟，特別是手臂以下的三頭肌變得鬆弛，有些個案臂部肌肉也好像消失了。嚴重時會影響患者心情，出現焦慮、記憶力變差及容易疲倦等一連串情緒反應。

25 歲年輕人

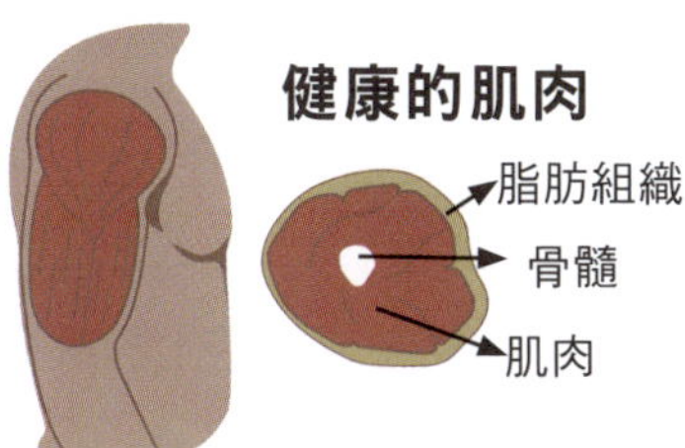

65 歲長者

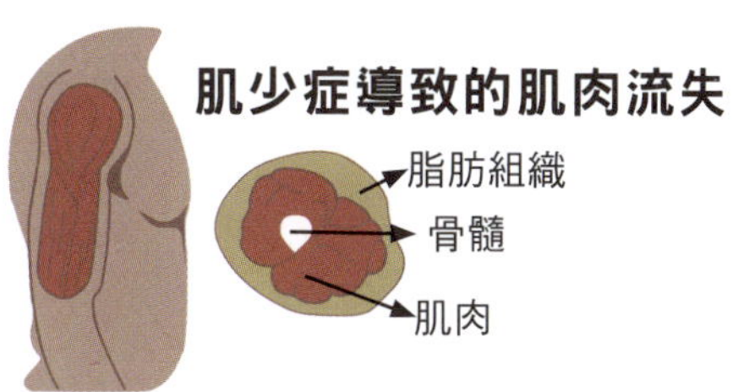

很多人以為年紀大肌肉流失是正常的，但其實從上述病徵已可看到，肌少症可對個人的健康狀況產生多種負面影響，包括：

1. **增加跌倒的風險：**隨着肌肉力量和平衡力減弱，患者跌倒的風險亦相對提高。
2. **行動能力減弱：**肌少症可使患者日常活動能力下降，例如上樓梯和攜帶重物有困難，最終連一般日常行走也難以做到。
3. **代謝健康下降：**這個影響是很嚴重的，肌少症會影響血糖的代謝與消耗，並可能增加身體對胰島素的抗阻，變相令體內血糖水平上升，增加患上糖尿病的風險。
4. **生活質素下降：**肌少症導致身體表現下降，自然會影響個人生活質素。
5. **失去自理能力：**肌少症患者的活動能力受到限制，逐漸會自理能力下降及增加對照顧者的依賴。如果沒有及時處理，就可造成「肌少症三部曲」：力弱→肌少→殘障，並增加死亡的風險。

成因及高危因素

肌少症的成因可分為「原發性」和「繼發性」，前者即因年長退化而導致肌肉量的流失，沒有其他特別原因出現肌少症；後者即因患上其他疾病而誘發肌少症，這類疾病包括：

1 **自體免疫疾病：**是人體的免疫反應失調，攻擊正常細胞而產生炎症。目前至少已發現 80 多種這類疾病，幾乎可在人體任何部位出現，常見症狀包括發燒、感到疲勞等。這些炎症會導致身體骨骼、關節出現痛楚及變形，發病時往往異常痛楚，影響了患者的行動，甚至需要長時間臥床休息，增加肌肉流失的風險。

2 **器官衰竭：**器官何謂「衰竭」其實沒有劃一的定義，甚至不同器官有不同標準。一般而言，當人體某個器官的功能不足以應付病人所需，例如不足以支持身體運作，就可視為器官衰竭。最常衰竭的器官是心、肺、腎及肝臟，大部分和長期慢性病有關，在器官衰竭下很容易營養吸收不足，活動能力減少，肌肉便容易流失甚至出現肌少症。

3 **癌症：**有研究發現，癌症病人罹患肌少症的風險高於一般人，這是由於癌症腫瘤生長時會高度消耗身體的能量，而癌症的進展和化療等藥物也可能影響患者的消化系統，引起噁心、嘔吐、食慾不振甚至無法進食。另外，癌症很多時也會影響身體的活動能力，例如：身體出現虛弱、乏力、嗜睡等。癌症也會導致身體不能有效地合成必需的蛋白質、維他命等營養素，有機會因而出現營養攝取不足，再導致肌肉流失甚至肌肉萎縮。

4 **骨關節炎：**骨關節出現退化，關節空間減少，會令關節出現紅、腫、熱、痛等問題。關節炎可以出現在膝關節、髖關節、脊骨關節、手肘、手腕及肩膊關節。下肢的關節發炎自然影響到走路，腿部肌肉便容易流失，出現失去平衡及跌倒的風險。至於上肢的關節出現發炎及痛楚，也會影響我們手部的肌肉，例如拿着水煲都變得無力，一般日常家務例如煮飯、洗碗、晾衫等都感覺乏力。至於脊骨包括頸椎骨、腰椎骨及胸椎骨出現關節炎，自然會令神經線受壓，出現坐骨神經痛，手腳麻痹、無力，直接影響到全身的活動，更可導致肌少症的產生。

5 **腦神經系統疾病：**最常見的腦部神經病可以包括中風、認知障礙症，柏金遜症等等。它們的共通點是會影響手腳的活動能力，若手腳不能協調自然也會削弱活動能力，肌肉流失的風險亦相應增加。

除了疾病外，肌少症亦有一些高風險因素，包括：活動少（行動能力受限、長期臥床、缺乏體能活動）、營養不良（攝取不足、吸收不良、藥物）、過量飲酒、吸煙、腦部神經受創傷、骨折、骨質疏鬆等。

肌少症引起的
脊椎神經痛症問題

說起脊椎痛症，要首先了解脊骨的構造。我們脊骨是由頸椎、胸椎、腰椎、骶骨和尾骨所組成。脊骨的作用是保護我們的中樞神經系統，包括腦部及脊髓神經。

常見問題：椎間盤突出症

如果脊骨出現一些問題，包括創傷、勞損、退化等，都會令到身體出現痛症、麻痹、灼熱、手腳無力的情況。最常見的脊椎病就是椎間盤突出症。椎間盤的位置是在每兩節脊骨之間，除了頸椎第一及第二節之間沒有椎間盤外，頸椎、胸椎，及腰椎都有椎間盤。椎間盤是一塊軟骨組織，主要作用是來避震及維持脊骨與脊骨中間的空間，造成一個通道，令脊骨可以靈活活動，不會壓着附近的脊椎神經線。

年齡退化如何壓迫神經線？

但隨着年齡增加，這些椎間盤會逐漸失去水份，出現退化、收乾等情況，令到脊骨和脊骨的距離收窄了。這時候，問題便出現了！當脊骨與脊骨的距離減少了，很大機會壓到脊髓及附近的脊椎神經線！另外，由於退化及勞損，椎間盤本身亦會出現撕裂的情況，中間的髓核會向後移，突出並壓住脊椎神經線！

這一連串的問題，便會導致患者出現手腳麻痹無力，走路困難、容易跌倒，或者走路出現飄浮的感覺。

有時候，脊椎神經線可導致坐骨神經痛，這些痛楚會影響走路，例如走路時出現劇痛的感覺，導致患者不想走路。這些痛症都較容易令到病人減少活動，而慢慢慣性留在家中，坐着或躺在床上休息，因為患上脊椎痛症特別是腰椎狹窄症，病人會覺得躺在床上或坐着會較舒服，反而站立及走路時十分痛楚，因此便盡量留在家中，不作任何活動。逐漸，患者便會發現自己肌肉越來越無力，去洗手間或者上幾級樓梯都有乏力的感覺，一步步演變成肌少症。

我們人體的脊椎神經可分為感覺神經及運動神經線。顧名思義，如果脊椎出現毛病，例如椎間盤突出症，或長者常見的腰椎狹窄症，有可能會令到運動神經線受損，這個情況下，一些簡單的步行都會出現問題。

簡單測試可初步發現問題

醫生通常在診所會為病人做一些檢查，包括請他們用腳踭走路，用腳趾走路，及做一次深蹲。這類測試目的是檢查腰椎第四、五節及骶骨第一節的運動神經線功能。如果真的有問題，不能做到，醫生就會轉介病人去做磁力共振檢查，了解更多關於肌肉無力的原因。因為如果長時間運動神經線受損，會嚴重影響肌肉量及肌肉力，繼而出現萎縮的情況。

因此大家可以了解到，脊椎病的確會嚴重影響肌少症，所以應及早醫治脊椎痛症問題，避免肌少症發生。

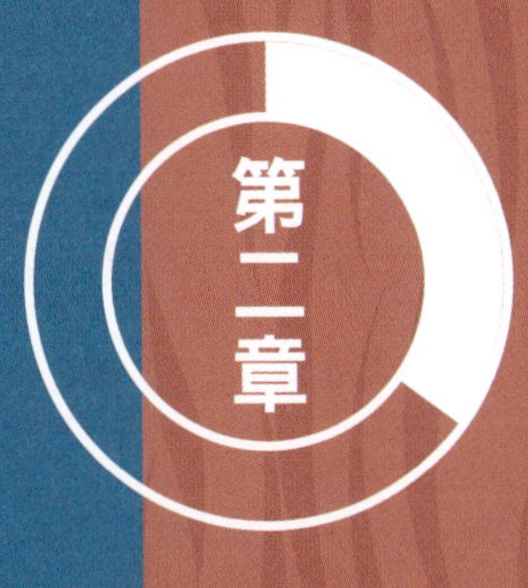

如何測試肌少症？

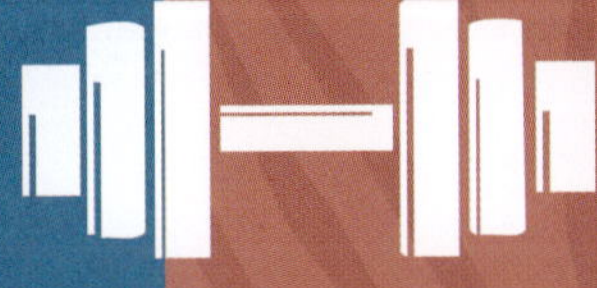

自我測試 SARC-F 問卷

知道了肌少症是甚麼回事，但如何知道自己是否患了肌少症呢？ 一個比較正統的自我測試方法，就是用「肌少症風險評估問卷」（SARC-F），做一個初步的測試。SARC-F 是 Dr. Malmstrom 和 Dr. Morley 在 2013 年發明，用以評估肌少症風險，重點包括：肌少症的患者肌肉的力量、走路容易變得無力、步伐不穩、容易跌倒、減低自理能力、增加住院風險和降低生活質量等。

大家只需花少許時間，就可以完成這個問卷：

以下每題請選擇一項

1. 肌肉力量：提起 5 公斤（約 11 磅）的東西，對於你來說會感到困難嗎？
   - ☐ 沒有困難　0 分
   - ☐ 有一點困難　1 分
   - ☐ 非常困難或不能做到　2 分

2. 輔助步行：從一間房步行到另一間房，對於你來說會感到困難嗎？

□ 沒有困難　0 分

□ 有一點困難　1 分

□ 非常困難或不能做到　2 分

3. 從椅子上站起：在座椅或床上起身，對你來說會感到困難嗎？

□ 沒有困難　0 分

□ 有一點困難　1 分

□ 非常困難或不能做到　2 分

4. 行上樓梯：行上 10 級樓梯，對你來說會感到困難嗎？

□ 沒有困難　0 分

□ 有一點困難　1 分

□ 非常困難或不能做到　2 分

5. 跌倒：過去一年你跌倒過多少次？

□ 沒有跌倒　0 分

□1-3 次　1 分

□4 次或以上　2 分

如果總分在 4 分或以上，就有肌少症的風險。這個簡單的問卷，就能夠令到醫生及治療師作初步的評估。自己也可以試一試，看看自己是否有風險。

量度小腿圓周

這個自我檢測方法很簡單，就是檢查自己的小腿是否有肌肉流失。為甚麼要量度小腿呢？事實上，小腿肌肉是長者肌肉流失最明顯的部位之一，影響也較大。長者做家務、買餸、行走都需要肌肉，肌肉量足夠才能支撐骨骼並站立；若長者雙腿太瘦弱，肌肉量不足，便容易跌倒、骨折甚至併發其他病症。所以，小腿的肌肉量可以作為判斷身體肌肉量是否足夠，也是診斷「肌少症」的重要指標之一。

小腿檢查方法一：用手指量度

以雙手的大拇指和中指形成一圈，套在小腿肌肉最飽滿的位置。若果小腿肌肉比雙手形成的圓周粗壯，未能套得住，那便代表肌肉量正常；相反，若果雙手能夠套在小腿肌肉外圍，並且留下空隙，那代表肌肉流失的問題已比較明顯。

小腿檢查方法二：用軟尺量度

STEP 1：

把長褲拉起，露出小腿的部分，坐在椅子上，雙腳踩地，膝蓋彎曲，使大腿與小腿呈 90 度。

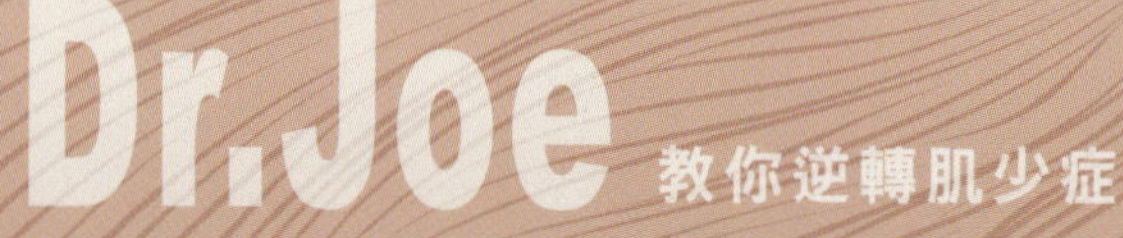

STEP 2：

將軟尺環繞小腿最粗的肌肉位置（通常是小腿中間位），軟尺須與地面保持水平，緊貼小腿皮膚，但不要用力擠壓。

STEP 3：

測量小腿最粗部位，根據研究顯示，50 歲以上男性若小腿圍少於 34 厘米、女性少於 32 厘米，就可能代表肌肉量不足，隨着年齡增長可能增加跌倒、行動能力不足的風險。

肌肉質量測試

根據歐洲肌少症工作小組（EWGSOP）所做的研究發現，「原發性肌少症」是指無特定原因，僅因年紀老化造成的情況，而「繼發性肌少症」是指引致肌少症的原因包括活動力下降（例如：長期臥床）；疾病（例如：嚴重器官衰竭、癌症、內分泌疾病）；營養不良（例如：攝取不足、吸收不良或藥物造成的厭食）。這個分類方法我們在第一章已有提及。

而一般而言，肌少症的評估與測量方法包括以下三項： 肌肉質量、肌肉強度（肌力）及行動能力。目前，推定肌少症肌肉質量的方式，以骨骼肌質量的測定（Appendicular Skeletal Muscle）較為精準，目前有以下四種檢測方式，各有優缺點，根據臨床經驗分析如下：

1. **電腦斷層掃描（CT Scan）：**準確，但費用相對昂貴及有一定輻射量，暫時仍較少用來作肌少症評估。
2. **磁力共振（MRI）：**準確，但費用相對昂貴，如果費用不是問題其實這是一個最好的檢查方法，因為沒有輻射，也可以檢查到全身的器官、骨骼、脂肪比例等。
3. **生物電阻抗分析（Bioelectrical Impedance Analysis, BIA）：**利用少量的電流通過人體，再藉由測量身體本身所產生的電阻，來推算身體成分的估計值，包括肌肉質量。

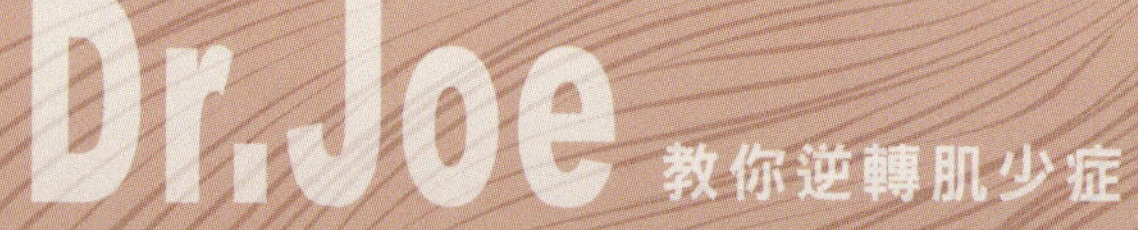

人體的結構，主要是由水、蛋白質、骨質及脂肪等組合而成，這些物質需要平衡地存在於身體裏，才能造就健康的體魄，一旦失衡就有可能產生各種病變，例如肥胖、水腫等相關疾病。而透過這個生物電阻抗分析的方法，能夠清楚地檢測出身體組成的體脂率、肌肉分佈以及身體水份的含量，作為自身健康狀況的參考。

生物電阻抗分析本身是一種簡單、安全、無創且無痛的檢測程序，只需在測試者的身上適當位置貼上電極片，即可進行檢測，整個檢測的過程僅花 3-4 分鐘，因此近年使用日漸廣泛，價錢亦較相宜，最大優點是攜帶方便，甚至可以自行在家進行檢測。最新的儀器可以配上手機程式，追蹤身體脂肪、肌肉、骨骼的比例，如果配合運動及營養補充，更可以用儀器來定期做檢測及作參考。

4 DEXA 雙能量掃描儀（Dual energy x-ray absorptiometry）：

這是以儀器發出兩種不同強度的 X 光掃描身體，再以數學方式推算，可被當作是區分身體脂肪、骨質及瘦肉（不含脂肪）的替代方法，對肌肉量的評估生物電阻抗分析精準，而且價格亦相對便宜。它有一定的輻射，但每次檢測的輻射暴露劑量相當低，一般少於 10 μSv，約為一張胸部 X 光的 1-4%，因此是目前較常使用於肌少症檢測及大型社區研究的儀器。

總括來說，歐美對於肌少症的研究開展得較早，但由於亞洲人在身體組成上和歐美人種有顯著的差異，所以 2014 年亞洲肌少症工作小組（AWGS）以歐盟肌少症小組（EWGSOP）的報告作參考，根據亞洲人的身體組成，提出及公布肌少症肌肉質量的改變。一般以四肢骨骼肌質量指數（Appendicular Skeletal Muscle Mass Index，ASMI）來評估身體肌肉量，其算法為四肢骨骼肌肉質量除以身高的平方（Appendicular Skeletal Muscle Mass/ Squared Height, ASM/ht^2）。

若以 DEXA 量測，男性的基準為：7.0 kg/（身高）m^2 ，女性的基準為：5.4 kg/（身高）m^2。低於此數值，就可能反映四肢骨骼肌質量不足，可能有肌少症的風險。倘若再有肌肉強度（肌力）及行動能力其中一項的問題，就可診斷為肌少症。

肌肉力量手握力測試

為甚麼握力這麼重要？因為生活中的許多活動，如轉動門把、搬重物、開罐頭、旋開或旋緊罐子的蓋、握住港鐵或巴士上的吊環等，以至於舉杯喝茶、拿碗吃飯等日常小事，都需要運用握力。此外，握力在許多運動中也扮演着重要角色，例如各種的球類運動和重量訓練。

近年，研究發現握力是一個衡量健康狀況的重要指標，與肌少症以及以下十個健康項目相關：上肢功能、骨質密度、骨折、跌倒、認知障礙、抑鬱症、睡眠質素、糖尿病、心血管疾病及生活質素。

講到這裏你可能會好奇：是否只要練好握力就可以提升整體健康？當然不是這樣，因為握力只是健康狀況的指標之一。根據一個 2020 年的研究，握力與下肢功能的關係並不明顯，因此若只練握力絕不足以改善整體健康。我們應該結合全身性的運動，例如深蹲、爬樓梯或地板運動，以及其他有氧運動，來全面提升健康的狀況。

但始終，握力是生活必須的基本肌力，很多基本日常活動都會使用到握力，因此它常被用作中老年人的整體健康狀況評估的重要指標之一，也可一定程度上反映出肌少症的風險。最簡單的測試，我們可以使用握力器，若成年男性握力 <28 公斤，或成年女性握力 <18 公斤，就表示有可能是罹患肌少症的風險群組，應多加留意。

但也無需太擔心，因為握力雖然和以上提及問題有一定關係，但只是一個參考指標，而不表示會直接導致這些問題出現。當然，如果你的握力低於上述男性 28 公斤、女性 18 公斤的標準，就應考慮開始重視握力鍛鍊，並及早找專業人士詳細檢查肌肉量。

如果你想強化手部握力，不妨試試以下運動：

1 擰毛巾

這是適合年長者或握力較弱的人士進行的簡單訓練。準備一條浴巾，雙手平舉，一手往上，一手往下用力扭緊浴巾，保持 5 秒後放鬆。左右手各做 5 次。

2 吊單槓

吊單槓不僅可以訓練握力，還能鍛鍊肩膀、腹部和背部的肌肉，並有助於脊椎伸展。雙手握住單槓，雙腳屈膝離地，保持 10 秒，做三次。目標是逐漸增加至 30 秒或 1 分鐘。如果你感覺難度太高，可以選擇較矮的單槓，讓腳尖輕觸地面以減輕手臂的負擔。

3 手指撐地

這是比較少見的動作，但非常有效。開始時可以在牆壁上進行，手指分開輕輕插入牆壁，保持 10 秒。熟練後，可以轉為四足跪姿的手指撐地，逐漸增加手指承受的體重。

體能表現測試

體能表現測試（Physical Performance Test）是用來評估肌肉力及確診肌少症患者的嚴重程度的方法，包括以下五個測試：

1 步行十米並計時，若速度慢於每米一秒（1 m/s），代表不合格，有肌少症風險。

2 椅子坐立測試（Chair Sit and Stand），首先坐在椅子上，不能扶着椅子的手柄，然後站起來，連續做五次，如果需要 12 秒或以上，代表不合格，有肌少症的風險。

3 簡單身體功能表（Short Physical Performance Battery, SPPB），在短時間裏，重複測試患者的走路速度、平衡及力量。

4 起身行走測試（Timed-up-and-go Test, TUG），先坐在椅子上，雙腳自然彎曲，站起往前走三米，然後掉頭走回起點，再次坐下，如果需要 20 秒以上，代表不合格，有肌少症的風險。

5 400 米步行測試（400-m Walk），測試過程中，可以休息兩次。如果無法完成，或需要多於 6 分鐘，代表不合格，有肌少症的風險。

對於肌少症來說，體能測試是非常重要的一環，因為可以分辨出患者的嚴重程度，根據需要來制訂正確治療方案。

肌少症診斷流程

剛才跟大家介紹了測試肌少症的方法，包括問卷、肌力評估、肌力量檢查及體能測試。那麼作為脊醫，如何利用這些工具，讓我們正確地為患者確診及判斷患者的嚴重程度呢？通常醫生會用 Find-Assess-Confirm-Severity（F-A-C-S）的方法。

F Find 是代表從人群裏，**篩選**患有肌少症的病人：通常透過用 SARC-F 問卷或聽取病歷時，發現一些臨床症狀，顯示這位人士疑似有肌少症的風險。

A Assess 是代表**評估**：為這些疑似肌少症人士進行肌力測試包括手握力、椅子坐立測試、步行測試等。如果肌力測試不理想，肌力比較弱，便代表患肌少症的可能性進一步增加。

C Confirm 是代表**確診**，透過肌肉質量檢查包括用 CT 電腦掃描、MRI 磁力共振、BIA 生物電阻抗分析或 DEXA 雙能量掃描儀來進行，準確地測量患者的脂肪、骨骼肌肉、身體水份及肌肉比例程度，最終確診為肌少症。

S Severity 代表**嚴重程度**，當確診患上肌少症後，可以透過上面提到的體能表現測試，例如簡單身體功能表（SPPB），起身行走測試（TUG）及 400 米步行測試等，掌握患者的嚴重程度，而對症下藥，做一些針對性的治療，以及指導患者做適當的運動，希望將肌少症逆轉。

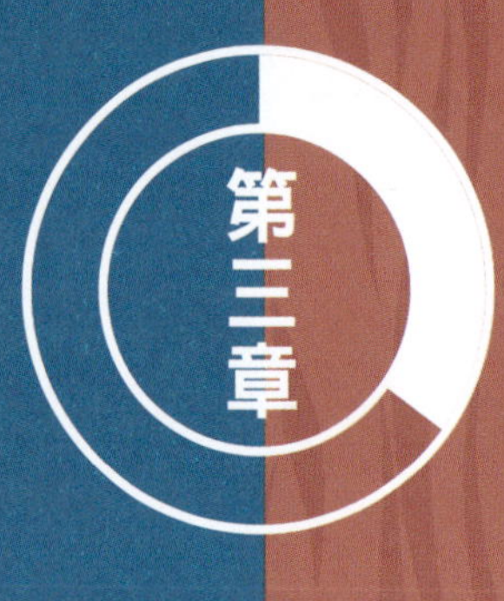

第三章

如何可以逆轉肌少症？

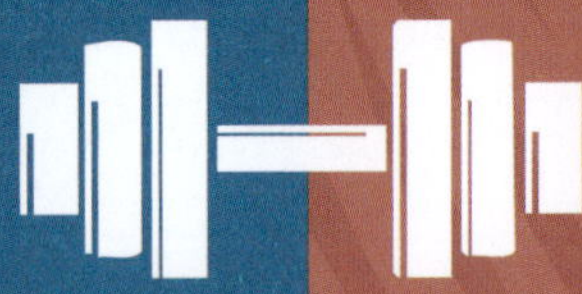

逆轉肌少症可行嗎？

肌少症是一種慢性肌肉退化病，由不同的原因組成。隨着年齡增長，肌肉便會慢慢流失，若一直不加理會，便可能從「肌力弱」或「輕度肌少症」轉變成「肌少症」之後再變成「殘障」。這個轉變過程需要時間，大家只要把握時機，努力鍛煉身體，增加肌肉，逆轉肌少症完全不是問題！

根據 2024 年 2 月的《老年學與老年醫學檔案》（*Achives of Gerontology and Geriatrics*），Dr. Ana C. da Silva 教授及她的團隊找來 71 位長者或患了肌少症的人士，做一個肌少症有關的研究。教授及她的團隊為參加者抽血，取得患肌少症有關的 DNA（脫氧核糖核酸，遺傳物質）。當中有一些人擁有着 ACTN3-R577X 的基因，這是變種的遺傳因子，影響到快縮肌纖維（Fast Twitch）Type II 的正常運作、肌肉力量及活動能力。

之後將他們分為兩組，一組人士沒有接受正規的肌肉鍛煉，另一組就安排了 12 星期的針對性肌肉訓練。最終，接受了 12 星期肌肉訓練的人士肌肉增加了，也有逆轉的迹象！之後教授及團隊再為所有人抽血，重複檢查 DNA，發現就算擁有

ACTN3-R577X 的變種基因，只要努力做強化運動，都能逆轉肌少症！這個研究非常鼓舞，也是最突破的發現，因此我臨床上都會再三鼓勵**肌少症患者努力做運動，逆轉肌少症是絕對可能！**

當然，強化運動只是其中一環，很多研究都指出肌少症是多方面因素引致，需要配合食物營養、補充劑等等。如果是繼發性的肌少症，原因可能包括糖尿病、器官衰竭、癌症等，更需要對症下藥治療病源，才可以幫助肌少症逆轉。以下的章節，我會和大家詳細講解用甚麼方法有效地逆轉肌少症。

磁場線粒體調節技術

肌少症患者最煩惱的事情，就是看到自己的肌肉漸漸流失，雙腿無力的情況越來越嚴重，但又找不到治療的方案。在 2023 年，美國《Aging》（老年）科學雜誌一群研究人員利用脈衝電磁場（Pulse Electromagnetic Field, PEMF）為患上肌少症人士做 12 星期治療，發現患者的肌力、走路及活動程度有明顯的進步。這是新的科學突破，以下為大家講解箇中的原理，好讓大家更加了解。

我們每一個細胞都有線粒體（Mitochondria），它們的作用是氧化糖份來產生三磷酸腺苷 ATP，以供給身體所需的能量。有人亦會形容它為身體的「發電機」，可創造能源。**愈多 ATP，我們愈有活力，走路也快一點！**

而脈衝電磁場就能激活身體細胞，創造及增加更多的肌肉細胞內的線粒體，產生更多 ATP，從而為肌肉提供更多能量，變得更有力，帶來猶如運動鍛煉的好處而不會對身體造成勞損！

肌肉激素的神奇力量

脈衝電磁場的另一個作用是激活肌肉，以分泌更多肌肉激素（Myokines）。肌肉激素就是由肌肉分泌出來的生理活性物質、荷爾蒙等的總稱。肌肉激素通常是透過做有氧運動及重力訓練，自然分泌出來，具有增加肌肉、減少炎症、緩解膝關節疼痛、改善新陳代謝、降低胰島素抗阻、改善糖尿病、促進細胞再生，甚至抑制癌細胞增長、改善抑鬱症、抗老化、增肌減脂……等等多種效果。但很多長者因為行動不便，運動減少，因此未能分泌足夠的肌肉激素，所以**透過脈衝電磁場就能得到激活，增生肌肉激素，幫助逆轉肌少症。**這項科技上的突破，無疑可幫助很多臥床及行動不便的人士，恢復肌肉，防止流失。但當然，也要配合飲食及逐步增加肌力訓練，才真正可以得到更佳及長期效果。

醫學界的認可

醫學界普遍認為，脈衝電磁場療法是一種安全和非侵入性的技術，已獲得美國食品及藥物管理局（FDA）批准用於治療某些疾病，例如非癒合性骨折、手術後疼痛和軟組織水腫、增加肌肉、膝關節痛等等。它無需通過物理接觸就能滲透肌肉組織，磁場強度屬於低（1 milliTesla），低於一般家用電器例如風筒或電鬚刨等所產生的 1.5-2 milliTesla 磁場，就能刺激肌肉細胞內線粒體產生能量，達到有如運動般的效果。

新加坡研究團隊的長年鑽研

新加坡國立大學副教授 Alfredo Franco-Obregon 和李俊能教授的研究團隊，自從上世紀 90 年代開始已經鑽研電磁場線粒體調節專利技術，幫助很多人保持活躍、健康的生活方式，提高他們的生活質素，讓他們更好地應對衰老。

在 2022 年，新加坡國立大學進行了一項社區研究：33 名 60 歲或以上的人士，使用了脈衝電磁場療法 8 次，每次 10 分鐘，之前及之後進行研究比對，結果顯示 經過脈衝電磁場調理後，有 71% 活動困難的長者骨骼肌質量有所增加，一般使用者的骨骼肌質量平均增加了 252 克。這些研究數據值得鼓舞，希望未來更多人認識及接觸到這種新科技。

10 種有效逆轉肌少症的食物

現在，大家應已知道肌少症是肌肉流失導致的一個疾病。到底有沒有食物可以對抗肌肉流失呢？ 根據各種研究資料，以下 10 種食物可能有助對抗及逆轉肌少症。

1 希臘乳酪（Greek Yogurt）

含有高蛋白質，比普通乳酪高 2-3 倍！進食 170 克的希臘乳酪，等於進食了 15-20 克的蛋白質。另外，它亦含有豐富的氨基酸及益生菌，可**幫助腸道健康及有助消化**。如果可以，建議選擇全脂及無糖的希臘乳酪，避免任何添加劑。亦可以配搭水果如藍莓、士多啤梨等一起進食，效果更理想。大家不妨一星期吃三次。

2 脂質魚（Fatty Fish）

常見的脂質魚包括有三文魚、吞拿魚、鯖魚、鱒魚、鯡魚、沙甸魚及鳳尾魚等。這些魚類含有豐富的奧米茄三脂肪酸（Omega-3 ）—— 它就是一種油，不過和一般油類不同的地方是 Omega-3 對於人體，有保養心血管、抗發炎、保養眼睛等多種重要的功效。Omega-3 其實只是某類不飽和脂肪（Unsaturated Fat）的泛稱，而在這類型的不飽和脂肪之中，最廣為人知、對人體功效最大、最常被應用在保健食品中的兩大成分，分別是 DHA 及 EPA。

DHA 即二十二碳六烯酸，功效是幫助促進腦部靈活、幫助眼部保養、調節生理機能。EPA 是二十碳五烯酸，主要功效是維持心血管健康、抗發炎以及避免思緒抑鬱。兩者合作對抗炎症，非常有效！

上述脂質魚中，三文魚可能是最多人愛吃的。它除了有助心血管健康及對抗炎症，三文魚的好處就是含有豐富的蛋白質，對肌少症人士想選擇合適的蛋白質，是十分好的選擇 。只要吃 100-120 克三文魚，已經有 20 克的**優質蛋白及維他命 D，有助減少跌倒的風險**，每星期至少吃兩次。研究發現，若三年內不間斷地每星期吃兩次三文魚，已經比不吃三文魚的人士的肌肉健康好 3-4 倍。烹調方法建議蒸、焗、燒烤，或在確保處理過程中足夠衛生的情況下吃三文魚生，盡量避免用高溫油炸，這樣就可以保存魚的營養價值。

3 雞蛋（Egg）

大家都知道吃雞蛋的好處，它含有豐富的蛋白質及各種營養素。但**在增肌的角度，其實不應只吃蛋白，蛋黃才是關鍵營養部分**，因為蛋黃含有白胺酸（Leucine），它的好處是可以激活肌肉合成，防止肌肉流失。此外，蛋黃也含有豐富維他命 D、膽鹼（Choline）及優質脂肪。這些營養，足以逆轉肌少症。每天吃一至兩隻雞蛋，最好就是早上運動後吃，可以令蛋白質的吸收提升 40%。

4 堅果（Nuts）

堅果可以說是大自然的營養寶藏，較常見而質優的包括杏仁、合桃、南瓜子、腰果、夏威夷果、花生、松子及榛子等。這些堅果，都含有較健康的單不飽和脂肪酸、蛋白質、纖維素，以及其他各種維他命、礦物質和抗氧化物質。如果我們日常的纖維素攝取量不足，多吃點堅果也有助補足。

有研究更顯示，適量吃堅果可降低身體的壞膽固醇，並增加好膽固醇的水平。此外，堅果可提升肌肉相關的激素，只要每天吃 5-10 粒，總重量大約 30-50 克，就已經有防止肌肉流失、增加肌肉的效果。但**堅果本身已含有油脂，最好的吃法是「原味」烤焗，並不要加糖或鹽**。

5 豆類（Beans）

豆類對防止肌肉流失非常有效，因為含有豐富的蛋白質。很多素食人士，因為缺乏蛋白質，就會選擇吃豆類食物來維持蛋白質的供應。在這情況下，當然應選擇優質的豆類，包括黑豆、小腰豆、雞嘴豆、黃豆、納豆、毛豆等。每日吃 125 克，便**可以滋潤腸道，幫助身體抑壓細菌和減少炎症**。豆類含有豐富鎂、鉀等礦物質，可以維持肌肉力量。建議大家每周吃 4-5 次，配合其他飲食和運動，肌肉質量便會漸漸得到改善。

6 綠葉蔬菜（Green Leafy Vegetable）

大家都知道綠葉蔬菜對身體好處多，例如幫助消化及增加膳食纖維。但原來，綠葉蔬菜對逆轉肌少症也是一種重要的食物。

常見的綠葉蔬菜有菠菜、羽衣甘藍、菜心、芥蘭、通菜、西蘭花等。綠葉蔬菜含有豐富的維他命，以及天然的硝酸鹽化合物，對抗氧化非常有效。對於肌肉來說，綠葉蔬菜可以**強化血液循環，有助肌肉攝取更好的營養**，亦可以加快身體排出廢物，改善運動後肌肉乳酸積聚的情況，**加速肌肉康復**。除了硝酸鹽化合物，綠葉蔬菜也含有鎂和鉀，對肌肉的運作有幫助，可減少抽筋及肌肉勞損。

此外，大家可能都有聽過維他命 K，它對骨質疏鬆非常有用，有研究發現肌肉纖維亦需要維他命 K 去維持強度及穩定性，大部分綠葉蔬菜都含有維他命 K，所以多食無妨！

7 橄欖油（Olive oil）

橄欖油是西方人入廚調味及餐桌上的常客，也被形容為一種天然的消炎藥，特別是守護長者肌肉的重要武器。橄欖油有這好處，主要是因為擁有一種特別成份羥基酪醇（Hydroxytyrosol），這是天然抗炎活性物質，可延緩慢性炎症，**防止肌肉流失**。橄欖油也可以提高胰島素敏感度，防止胰島素阻抗，促使肌肉可更有效地吸收營養，並刺激生長激素分泌。西班牙有學者曾做了一個長達 5 年的研究，每天食用 2-3 湯匙的橄欖油，可有效增加肌肉量及肌力。大家不妨試試，每天 2-3 湯匙橄欖油，可放在沙律菜、低溫快炒蔬菜，或配合黑醋以麵包蘸來吃。

8 莓果（Berries）

莓果是水果中一個重要類別，也是對抗肌肉衰老及增加肌肉力量的重要食物，當中包括藍莓、草莓（士多啤梨）、黑莓、紅莓等等。莓果中的成分，能夠幫助中和損傷肌肉的自由基，另外也含有豐富維他命 C，**有助促進膠原蛋白合成**。美國有研究發現，常吃藍莓可令肌肉恢復得更快，特別是可減輕運動後感覺的酸軟痛楚。建議大家每天可以吃一杯不同品種的莓果，可直接食用，或加入希臘酸乳酪吃，效果更佳！

9 瘦牛肉（Lean Beef）

瘦牛肉含有豐富的優質蛋白質、鐵、鋅及維他命 B 雜，對防止肌肉流失非常有效。我建議可選擇牛里脊、後腿肉及肩胛肉。加拿大大學有研究發現，一星期吃兩次，每次 100-150g 瘦牛肉，再配合輕度訓練，**可提升長者肌力**。購買牛肉時若可選擇的話，建議選擇草飼牛肉，因為脂肪比較少，營養價值也較高。

10 瘦雞肉（Lean Chicken）

瘦雞肉含有豐富白胺酸，好處是可以激活肌肉合成，防止肌肉流失。每 100 g 的雞肉就有 2.5g 白胺酸。大家有所不知，平均有 5% 的白胺酸會代謝成 HMB（β - 羥基 - β - 甲基丁酸）。HMB 屬於一種有機酸，具雙效作用，可激發增加製造蛋白質（Protein synthesis），及抑制蛋白質分解作用（Proteolysis），**防止肌肉流失及增加長者肌肉量**。建議每星期可吃三次，每次 100-150g 瘦雞肉，避免煎炸，最好水煮、蒸焗或以少油快炒至熟透。

其他加強營養補充

食物對預防及逆轉肌少症非常重要。上一篇介紹了十種食物，大家可以跟着吃。有時候病人也會問我，因為腸胃問題，根本吃不到這麼多食物，或有時想買又買不到。其實有沒有補充劑可以作為替代呢？

我是一個比較喜歡吃新鮮蔬果、肉類的人，因為我覺得營養始終是從天然食物中吸收會最健康。但我也明白，很多長者因為行動不便，未必可以買到合適的食物，如果再加上要烹調，真的比較困難。在這情況下，我會建議他們服用補充劑。

一般對肌少症有益的補充劑，包括鈣質（預防骨質疏鬆）、鎂（防止肌肉抽筋）、維他命 C（促進膠原蛋白吸收）及維他命 D（預防骨質疏鬆及肌肉流失）等類別。以上幾種礦物質及維他命，大家應該都比較熟悉，所以我都不多講了。但要留意，還有一種預防肌少症非常有效的補充劑 HMB，即上面提過瘦雞肉裏含有的 β - 羥基 -β - 甲基丁酸，大家聽過嗎？

HMB 其實是白胺酸的代謝產物。白胺酸屬於胺基酸的一種，在白胺酸的代謝過程中，僅約 5% 的白胺酸會代謝成 HMB。HMB 屬於一種有機酸，具雙效作用，可活化 mTOR 激素，增加製造蛋白質（Protein Synthesis），抑制蛋白質分解（Proteolysis），促進肌纖維壯大，及延緩肌肉萎縮。隨着年齡增長，我們的消化、吸收、代謝能力會慢慢下降，體內的 HMB 濃度也會逐漸下降。而有研究指出，HMB 濃度下降會影響握力及肌肉量，這時若要防止肌肉流失，補充 HMB 就是一個不錯的方法，有助於肌肉合成，改善體能及體力，維持肌肉健康。

由於 HMB 較少人認知，以下再詳細介紹一下它的好處：

1 有助肌肉生長

有許多 HMB 相關的研究顯示，每天補充約 1.5-3g HMB，並持續 3 個月以上，可以看到肌肉量的增加。因 HMB 可增加肌肉蛋白質合成，從而發揮幫助增加肌肉生長的效果。

2 增加肌肉力量

成年人在 40 歲後的肌肉流失速度，約為每 10 年會減少 8%，肌肉力量則是以每年 1.5% 的速度下降 ，因此要及早留意預防肌少症。研究顯示，在補充 HMB 並配合運動如阻力訓練的情況下，HMB 能幫助增加肌肉生長，提升運動時的力量表現，並且在增加力量的同時，還有助於預防運動造成的肌肉損傷等。

3 減少肌肉流失

到了一定年紀，即使多補充蛋白質及運動訓練，增加肌肉的速度也可能比不上流失速度！但研究發現，補充 HMB 可幫助抑制蛋白質分解，對於預防肌肉流失、維持力量表現也可能有幫助。不過，單靠我們從食物中代謝的 HMB，含量很少，因為想攝取 1.5g HMB 就需要吃 50 隻雞蛋！數目太驚人了，即使勉強吃了，對身體也未必好，這時就可考慮補充劑。

HMB 本身是一種機酸，可幫助身體製造蛋白質及肌肉。吃了 HMB 補充劑，一般不會像吃蛋白粉後有腸胃不適的感覺，就算每天吃都不會影響腎功能，也不會影響血糖及膽固醇，至今為止也未發現 HMB 補充劑引致嚴重副作用的報告。至於食用方法，建議一般肌力弱人士，或作為預防肌少症人士，每天吃 1.5-2 g。如果長期臥床人士或確診肌少症患者，每天需要吃 3g，最少吃 12 個星期才能見到效果。

強化哪些肌肉部位才有效？

強化運動當然對逆轉肌少症作用很大，但強化哪些肌肉才有效呢？主要有五種肌肉必須做強化，包括：腿部、核心肌群、背肌、肩膊、及手臂和手部肌肉。肌少症患者通常都會投訴走路無力、失去平衡、容易跌倒。這些問題出自於肌肉過弱，不能支撐身體。研究發現，要預防長者跌倒，就必須首先強化兩個重要部位：腿部和核心肌群。其他部位包括背部、肩膊及手部肌肉通常都是輔助，幫助日常生活，例如煮飯、洗衫、晾衫、梳洗、保持身體挺直、及萬一跌倒時強壯的手肌力就可以立刻扶住，避免或減輕受傷。

1 腿部肌肉

強化腿部肌肉是重要的一項，當我們走路的時候，重心及重量都會放在我的下肢，包括臀部的臀大肌及臀中肌、大腿前面的股四頭肌、大腿後面的膕繩肌、大腿外側的髂脛束、大腿內側內收肌群、小腿後面的腓腸肌及比目魚肌和小腿前面的脛前肌等。

2 核心肌群

一共包含 29 對功能各異的肌肉，我們以下將核心肌群大致分成兩類來說明：淺層的「外核心」與深層 的「內核心」。

外核心：當中主要是淺層、跨越多關節的大肌群（動作肌），收縮時可產生快速、有力量的軀幹動作。大家較耳熟能詳的肌肉多屬於這一類，一般肉眼可見的肌肉線條例如腹直肌、馬甲線、腹外斜肌、人魚線、背闊肌等都是來自精實的淺層動作肌。

內核心：以較深層、耐力型的穩定肌為主，包含腹橫肌、多裂肌及其他的脊椎旁小肌肉、橫膈膜、骨盆底肌等，這些肌肉在我們維持各種姿勢與動作控制中，扮演着十分重要的角色。

而核心肌群訓練重要之處，就是鎖緊我們的身體，好像戴了一個天然的腰封，保護我們避免受傷。對於肌少症人士，只要努力鍛煉核心肌群，便可以減少跌倒，增加走路時的力量及穩定性，腿部的負荷也自然減少，走路也可快一點。當然，強壯的核心肌群也可以幫助減少痛症，包括椎間盤突出及其他和脊椎有關的痛症。

3 背部肌肉

主要的作用是幫助我們挺直，防止我們寒背，當中的重要肌肉包括菱角肌、背闊肌、斜方肌、前鋸肌、後鋸肌、肌方肌、豎脊肌等。這組肌肉群包圍了我們的背脊，從胸椎直至腰椎，令我們可以挺直走路，支撐身體，及有助日常生活所需的動作例如煮飯、洗碗、買餸、晾衫等等。對長者來說，背肌強化的運動更應常做，以預防肌少症。

4 肩膊

即從我們頸的底部到上手臂的部分，當中包括上斜方肌、旋轉肌群、三角肌及胸肌。日常生活例如拿着背包及手袋、雙手抬起物件、晾衫、抹窗、煮飯、開門、梳頭、吹頭以及其他需要用手的動作，都會涉及肩膊肌肉。因此強化肩膊肌肉非常重要，特別是肌少症患者，因為很多時候他們肌肉過弱，就連照顧自己，打掃、清潔、煮飯都有所不能，需要倚賴其他人幫手。他們必須針對性鍛煉肩膊肌肉，加強自理能力，減少依賴。強壯的肩膊肌肉也可以防止痛症，避免受傷及減少肩周炎（五十肩）的情況。

5 手部肌肉

包括手臂的二頭肌、三頭肌、手腕及手指等肌肉。日常生活包括扭毛巾、用筷子、抹枱、洗碗、切菜、煮飯、扣鈕、梳洗，都需要用上手部肌肉。肌少症人士因為上肢肌肉弱了，很多時這些簡單的事情都做不到，就算搭巴士要握着扶手都會感到困難及吃力，導致容易跌倒受傷，因此必須針對地強化。

我在第四章會開始教大家運動，包括伸展、強化以上這五種肌肉，及日常生活功能性訓練運動，大家可以跟着來做，希望有助你的肌肉慢慢回復正常力量。

怎樣做運動才可以幫助？

大家已經知道運動的重要性，強化運動更是預防肌少症的必做項目。做任何強化肌肉運動之前，一定要先做伸展，即為肌肉做熱身，促進血液循環，令到肌肉軟化，避免做強化運動時會弄傷。

1 用多少重量來鍛煉才適合？

如果長者或肌少症人士想開始做強化運動，必須由最低的重量做起，甚至不用任何工具，只是徒手活動已經足夠。若果做了一星期，覺得太輕了或沒有難度，才慢慢增加重量，令肌肉可漸漸承受重量。這個概念非常重要，因為萬一受傷了，就要休息一段時間才可以繼續，這樣也會影響到逆轉肌少症的進度。

我所說的增加重量，可能是先用一瓶 500 ml 的水來做負重運動，之後再增加到 1,000 ml（1kg）的水樽，再慢慢加到 2 kg 甚至 5kg。說到底，大家跟着這本書做運動，沒有專人在旁指導，例如健身教練協助，所以千萬不要太急進，由最輕的做起就最安全。

2 一週需要做幾多次？有沒有具體鍛煉計劃？

上一節我跟大家講解了哪五種肌肉需要鍛煉，但怎樣強化才有效呢？首先做任何強化運動都要預留時間休息，讓肌肉有時間康復。每次做完健身後，肌肉會撕裂、重組及刺激新的肌肉增長。所以建議大家每組的肌肉最多一週做三次，若肌肉過弱，一週做一次至兩次已經足夠了。千萬不要過急，應慢慢增加次數。

大家可以參考以下的鍛煉計劃表，當然可以有變化，視乎你的身體狀況調節和改變。

第一天	做上半身肌肉（手臂、肩膊及核心肌群）
第二天	做下半身（腿部、背部、功能性訓練運動）
第三天	休息，不做強化運動，只做簡單伸展及有氧運動。
第四天	做上半身（手臂、肩膊及核心肌肉）
第五天	做下半身（腿部、背部、功能性訓練運動）
第六天	做上半身（手臂、肩膊及核心肌群）
第七天	下半身（腿部、背部、功能性訓練運動）

如果期間感覺太累，可以選擇第六天及第七天休息，不做強化運動，只做伸展及有氧運動。或者在第六天及第七天，選擇一至兩組肌肉來鍛煉。由此可知，其實鍛煉計劃是非常彈性的，以上只是作為參考，可以跟隨你的生活習慣及當日情況去改變。

3 要用多少重量和做的次數有多少才有效？

強化肌肉的鍛煉方法有很多，但肌少症鍛煉與一般肌肉健身鍛煉有所不同。

在 2010 年，加拿大 McMaster 大學教授 Dr. Nicholas A Burd 和他的團隊做了一個針對肌少症肌肉增長的深入研究，發現如果用輕量（Low Load）和多次數（High Volume），可有效增加肌肉量及刺激肌肉增生。即是說，用較輕的重量，在文獻裏他們用大約 30% 的 1 RM（最大重複次數 Repetition Maximum）。最大重複次數是指單一重量可以重複做最多次數，即拿着這個重量，你能重複動作多少次呢？例如，你可以深蹲 20 kg 10 下，30 kg 4 下，35 kg 1 下，那麼深蹲 20 kg 就是你的 10RM；30 kg 是你的 4RM；35 kg 是你的 1RM。

在文獻裏說，30% 1 RM 便是 35 kg x30% = 10.5 kg。所以做深蹲的時候就只用 10.5 kg 來做，但做的次數就愈多愈好（High Volume）。專家建議做大約 15-20 次（Reps）為一組（Set），亦有學者建議不妨做到做不下去為止，聲稱效果更佳——但我並不建議，因為初學者會感到特別疲倦，增加受傷風險。我建議每個運動做大約兩組至三組，中間緊記，只能休息 30 秒至 90 秒！背後理論是當我們用輕重量來鍛煉肌肉時，我們便可以重複做多次或者直至做不到，做完一組後不能休息太久，30-90 秒才有效激發快縮肌纖維增生！

快縮肌肉是肌少症人士的目標肌肉。你看看短跑運動員，他們的肌肉十分發達，就是因為身體充滿了快縮肌肉！當他們做無氧運動時有強大爆炸力，相反長跑運動員的肌肉是慢縮肌肉為主，肌肉纖維比較少，耐力比較強，所以跑兩個鐘頭以上都不覺得辛苦。

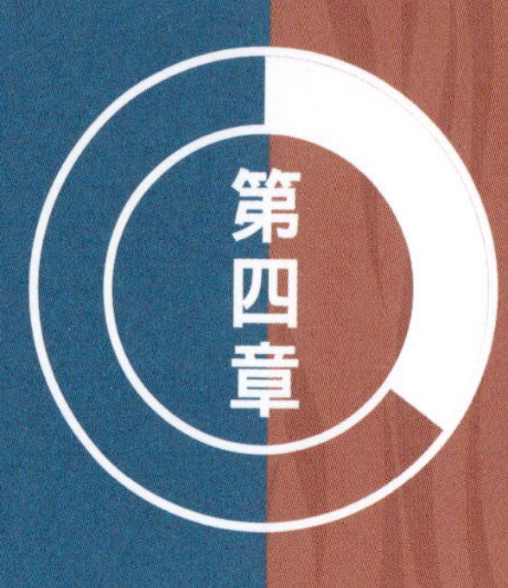

肌肉訓練前的伸展運動

做任何肌肉訓練之前一

定要做伸展運動，

這樣才可防止肌拉傷。

所以必須要伸展頸部、肩膊、

背部、心口及腿部，

確保每一組肌肉都有足夠的熱身

及柔軟度。

伸展頸部

頸部伸展運動主要包括伸展上斜方肌、胸鎖乳突肌和斜角肌，令頸部有正常活動幅度，之後再做強化便有更好效果。

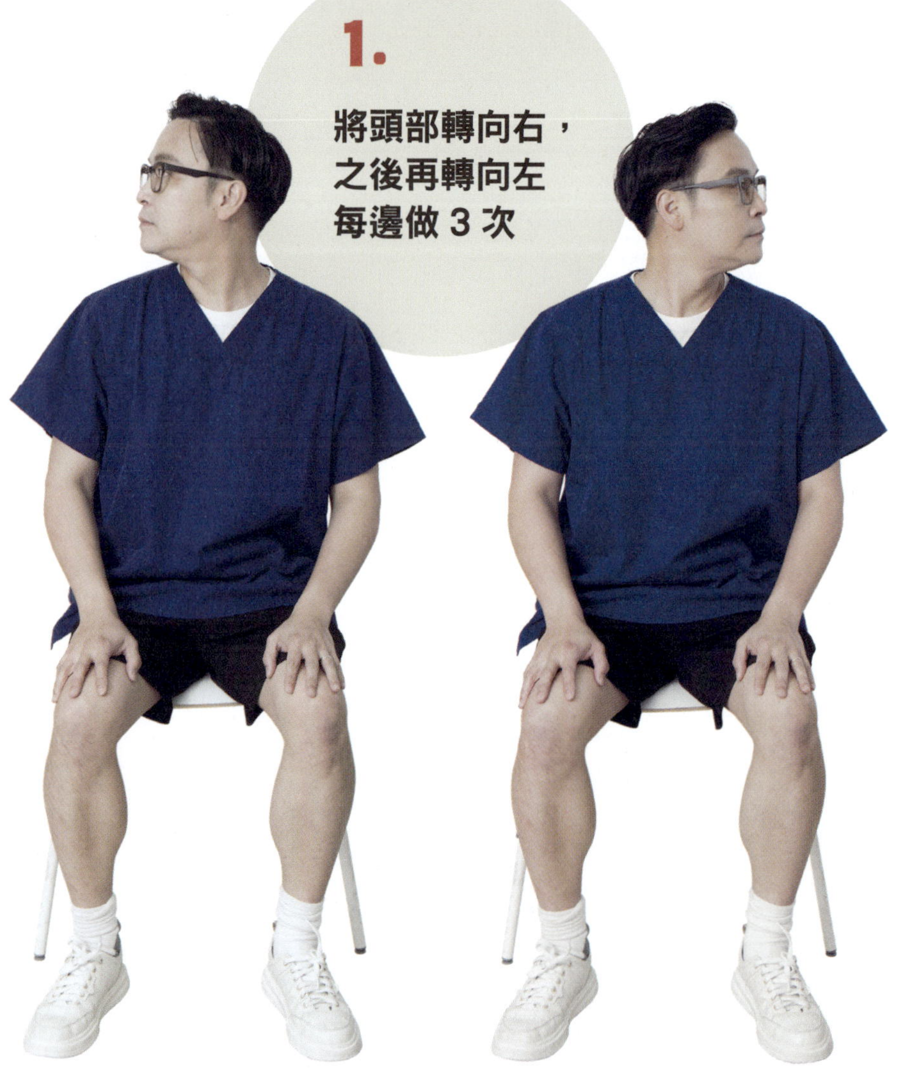

1.

將頭部轉向右，
之後再轉向左
每邊做 3 次

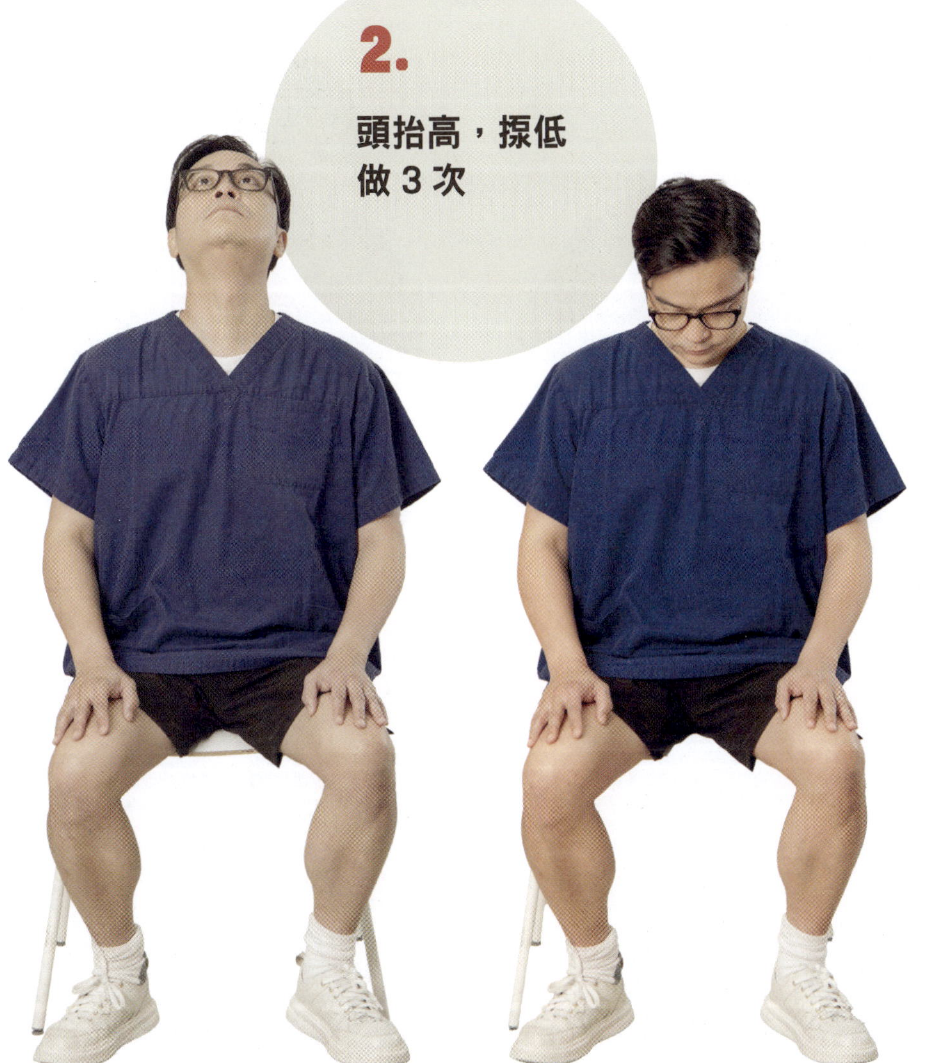
2.
頭抬高，揼低
做 3 次

3.

將頭部側向右邊，
慢慢向下再向左旋轉
重複做 3 組

左邊同樣做法

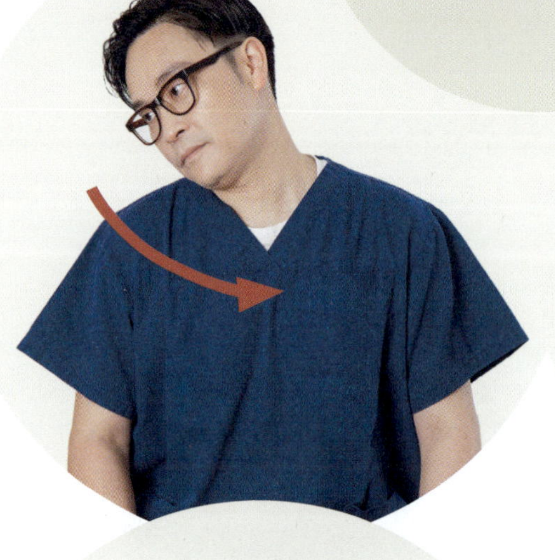

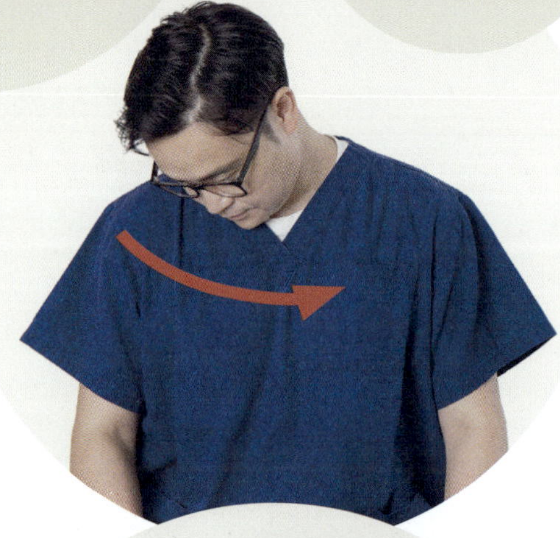

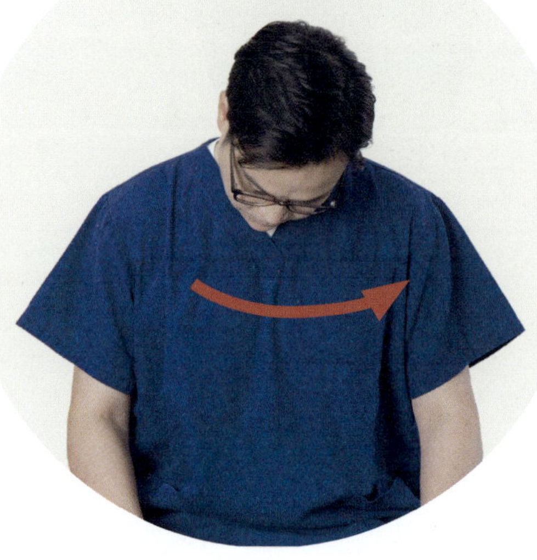

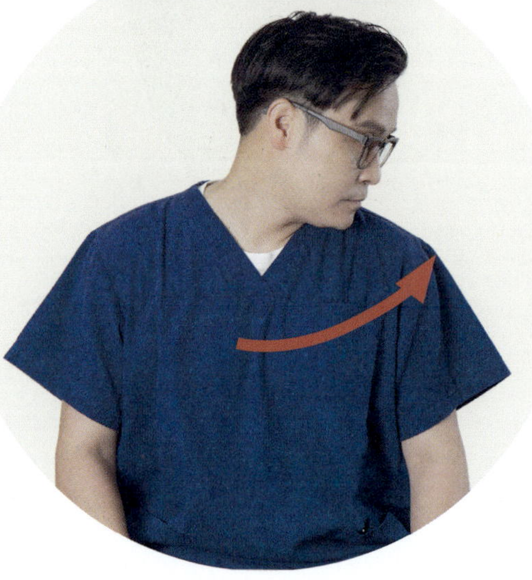

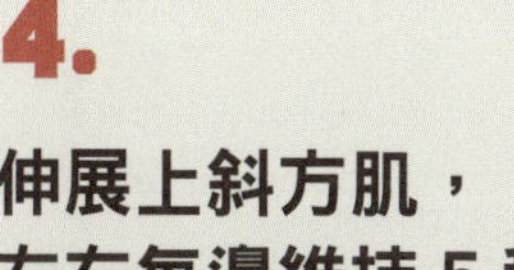

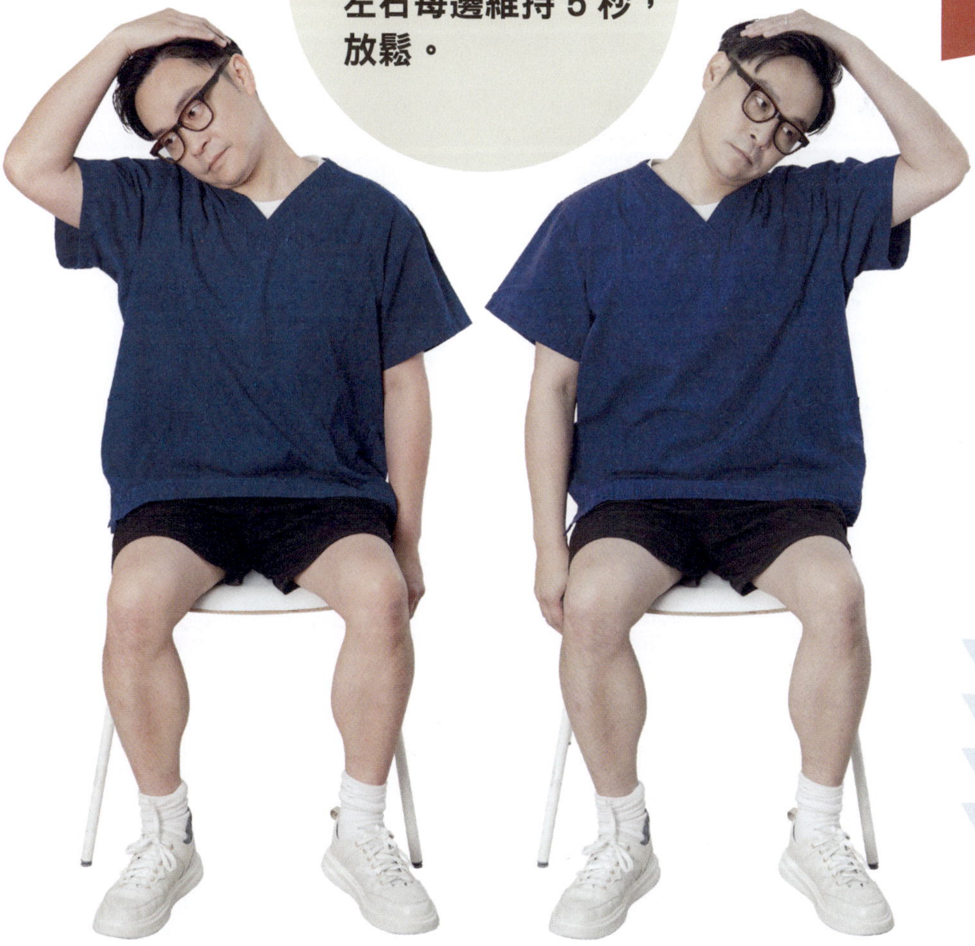

4.

伸展上斜方肌，
左右每邊維持 5 秒，
放鬆。

伸展肩膊

伸展肩膊運動包括伸展三角肌、旋轉肌群及肩胛肌肉。這是非常重要的，因為可以避免做一些舉重及舉起啞鈴時受傷。一定要確保肩膊關節可以有正常活動幅度，不妨每天都做。

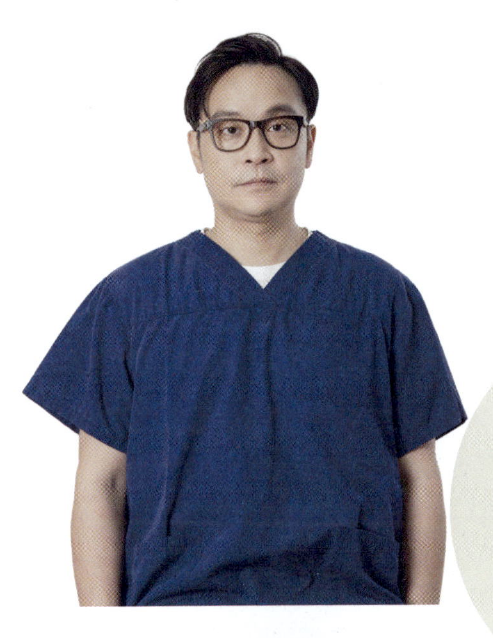

1.

放鬆身體，
膊頭向後轉，
做 5 下

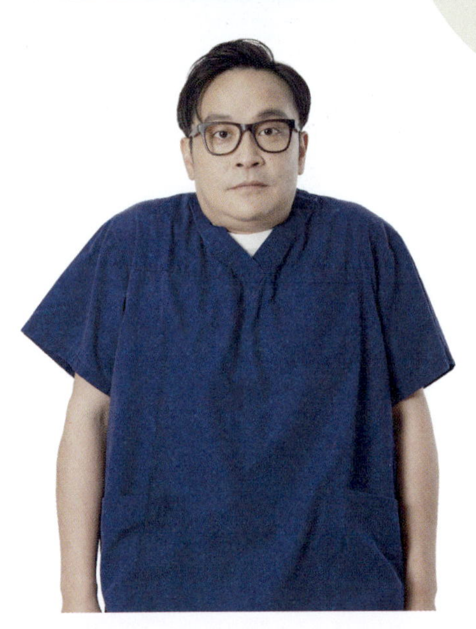

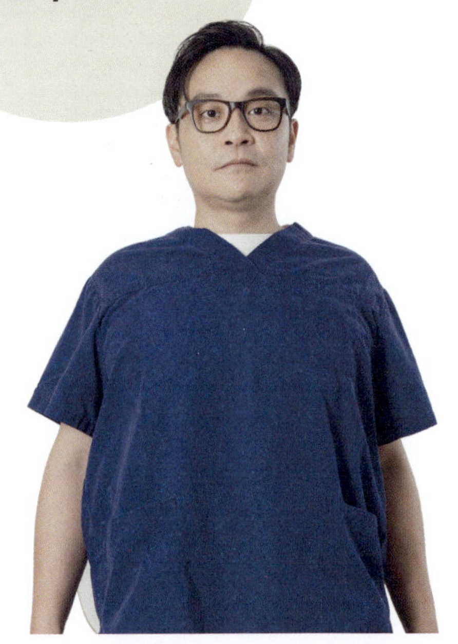

側面

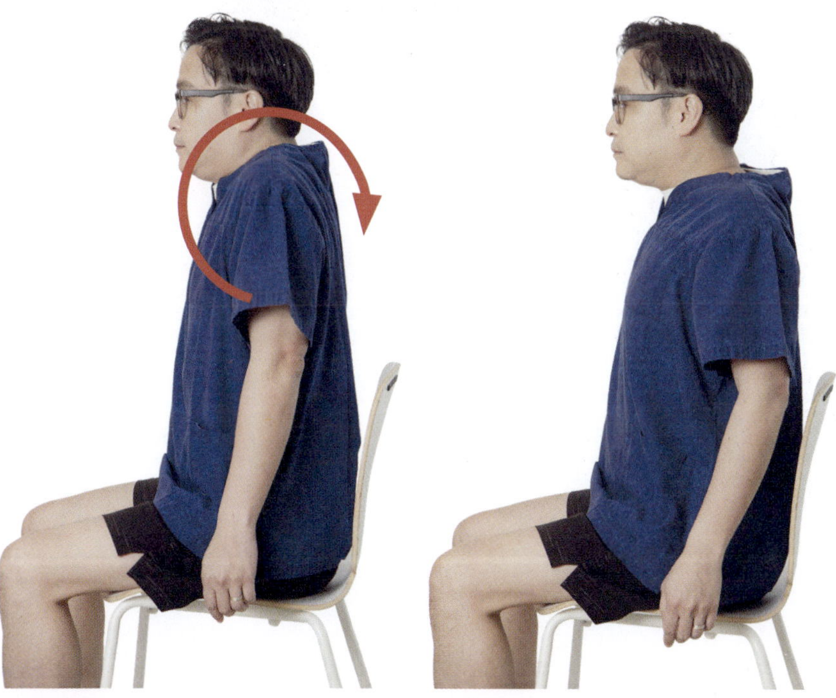

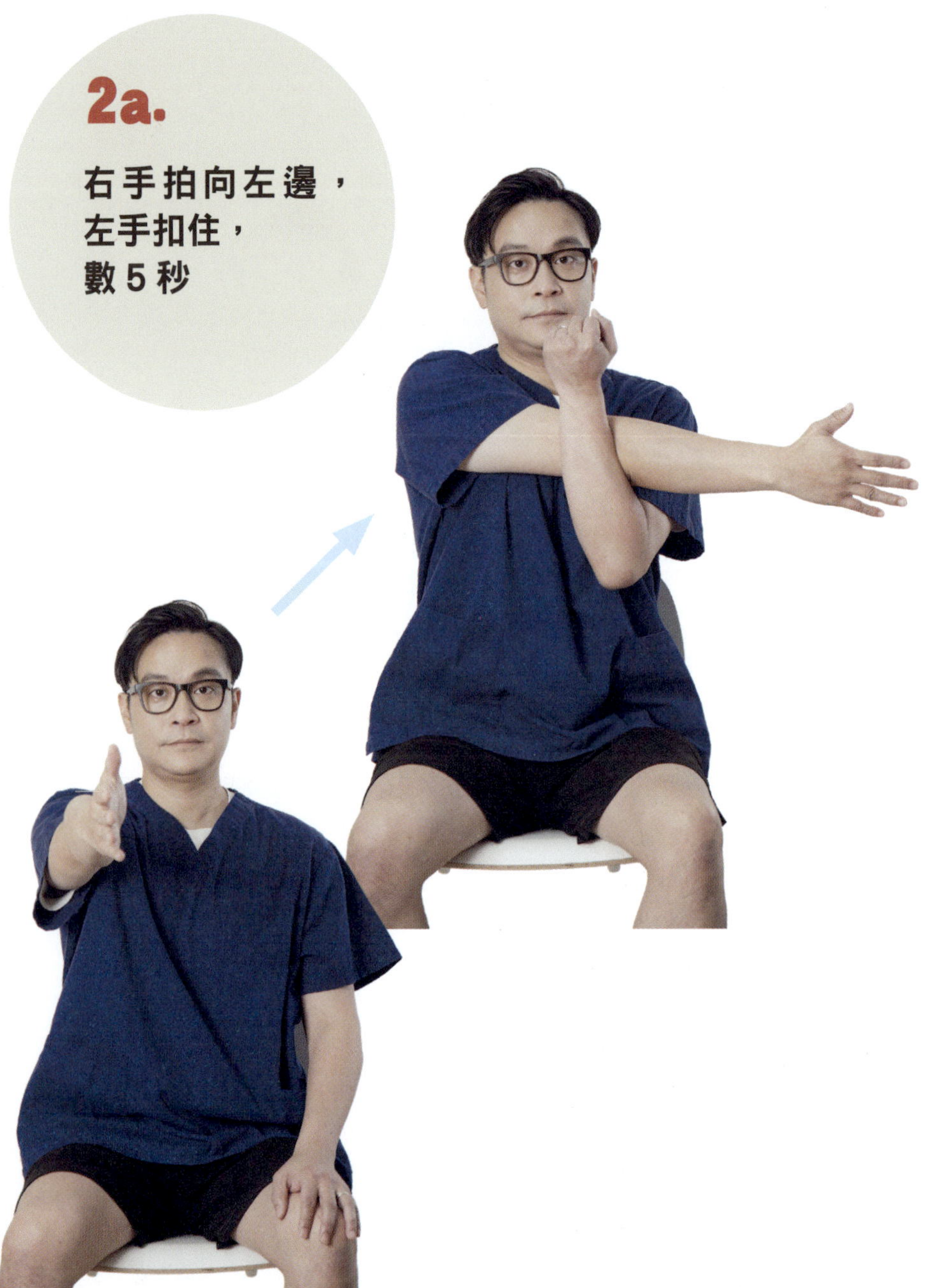
2a.
右手拍向左邊，
左手扣住，
數 5 秒

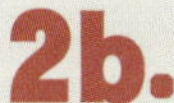

左手拍向右邊，
右手扣住，
數 5 秒

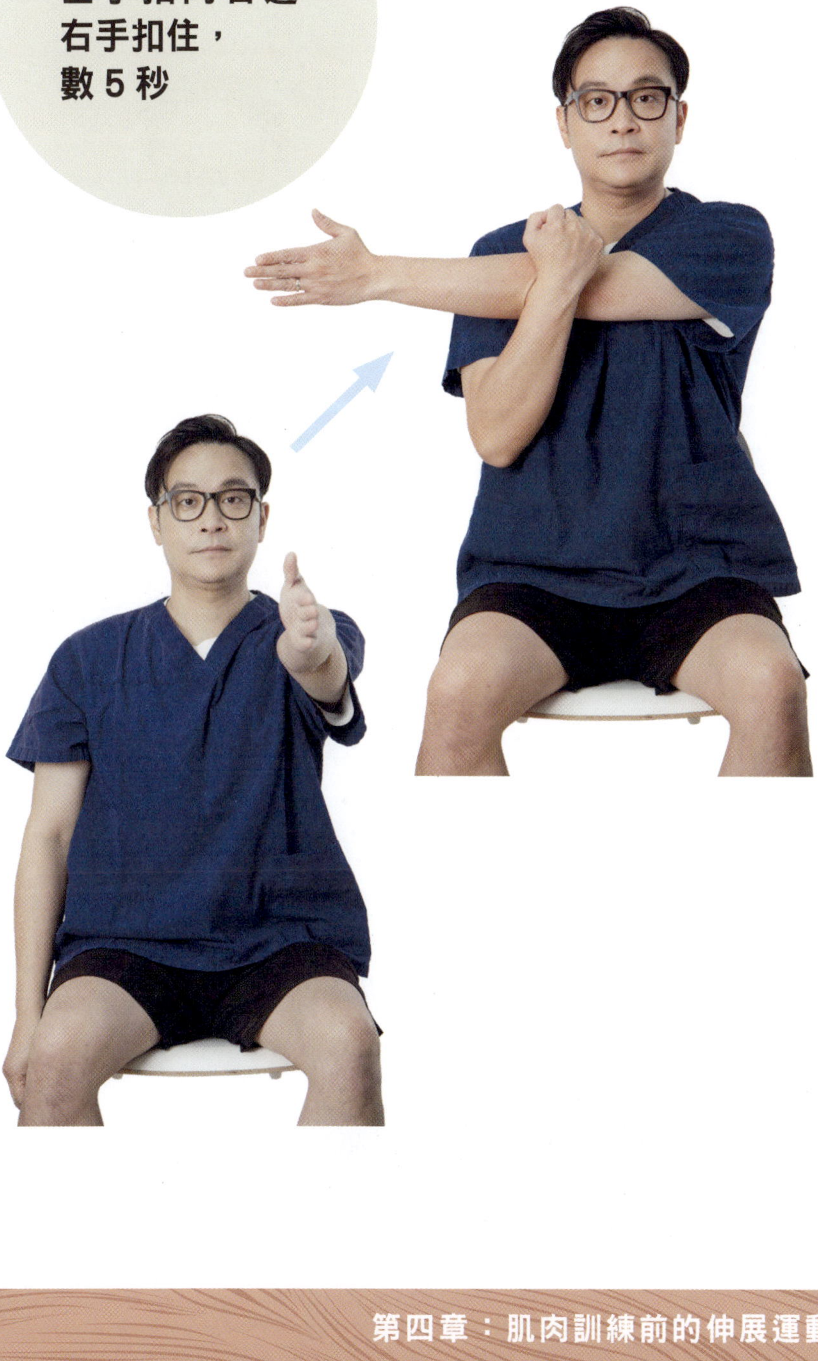

3a.

將右手屈起，
左手握住手肘，
然後向左邊拉，
數 5 秒，放鬆。

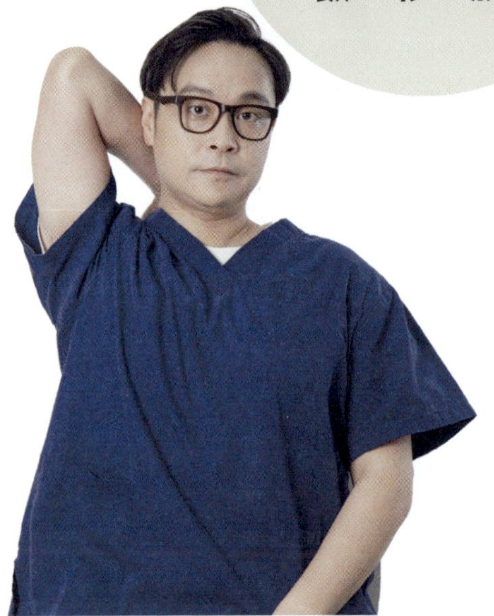

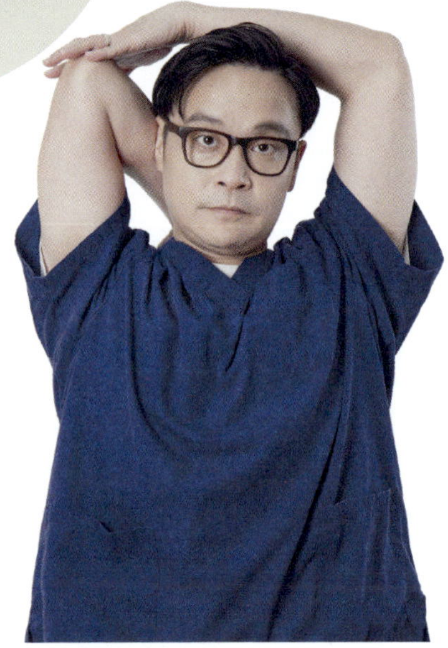

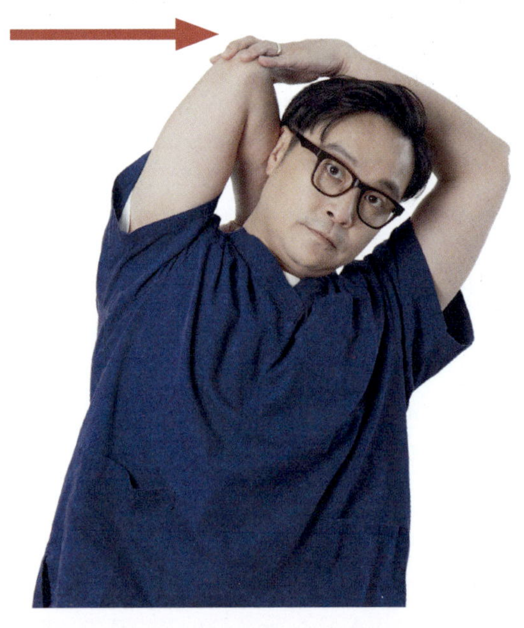

3b.

**將左手屈起，
右手握住手肘，
然後向右邊拉，
數 5 秒，放鬆。**

重複做三組

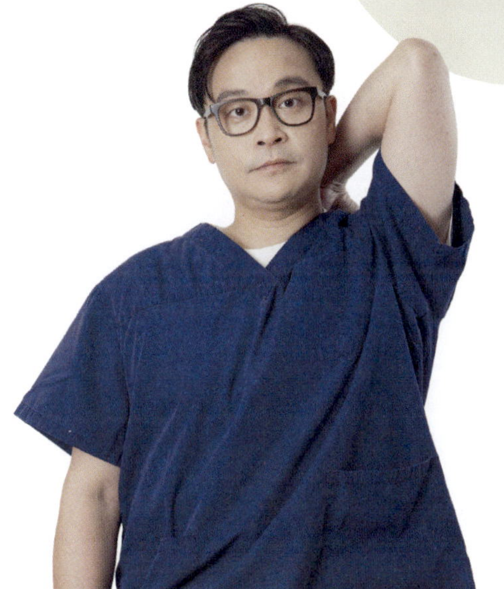

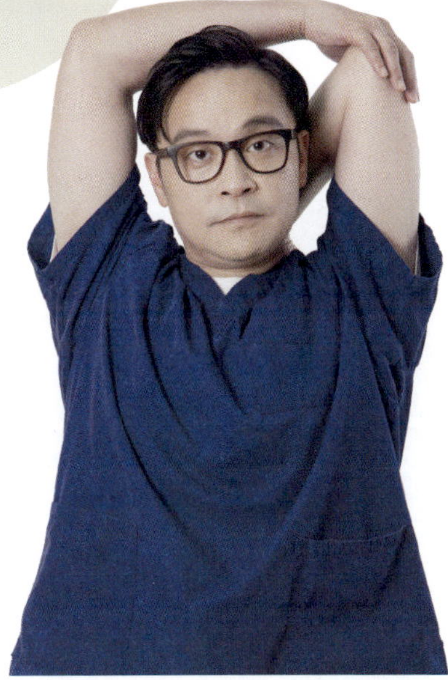

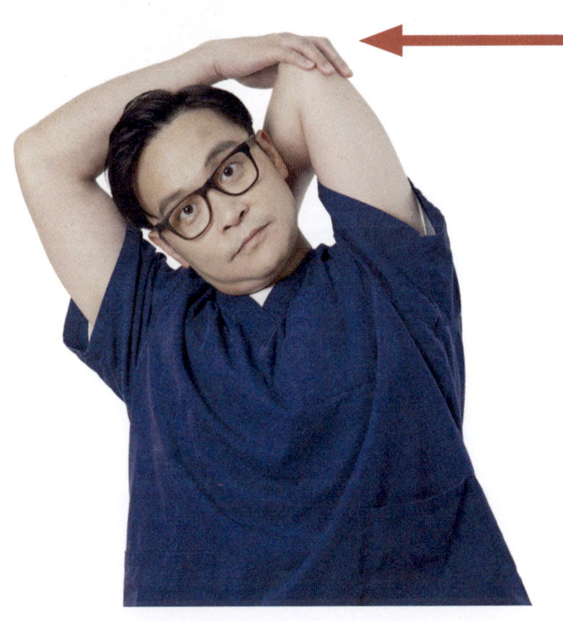

伸展背部

伸展背部運動包括伸展豎脊肌、中及下斜方肌、腰方肌、菱角肌和背闊肌。這是重要的熱身，令到脊骨及肌肉可以有足夠的伸展，不會做背肌強化運動時受傷。

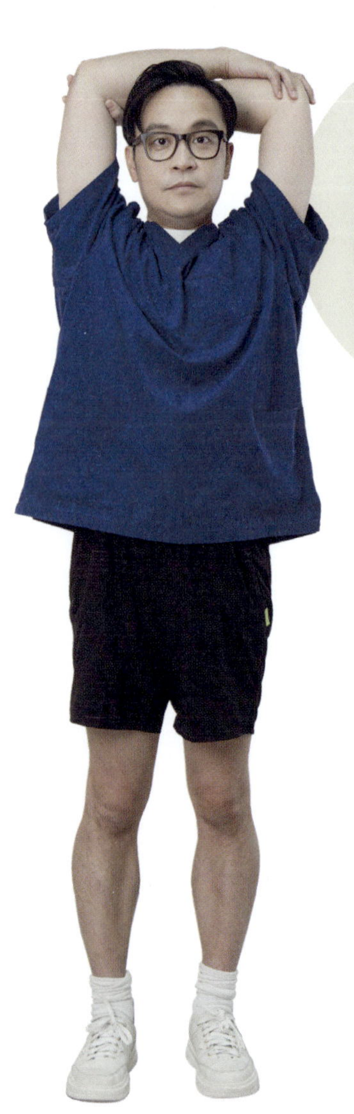

1.

雙手放在頭上，
雙腳張開一點
左右各伸展 5 下

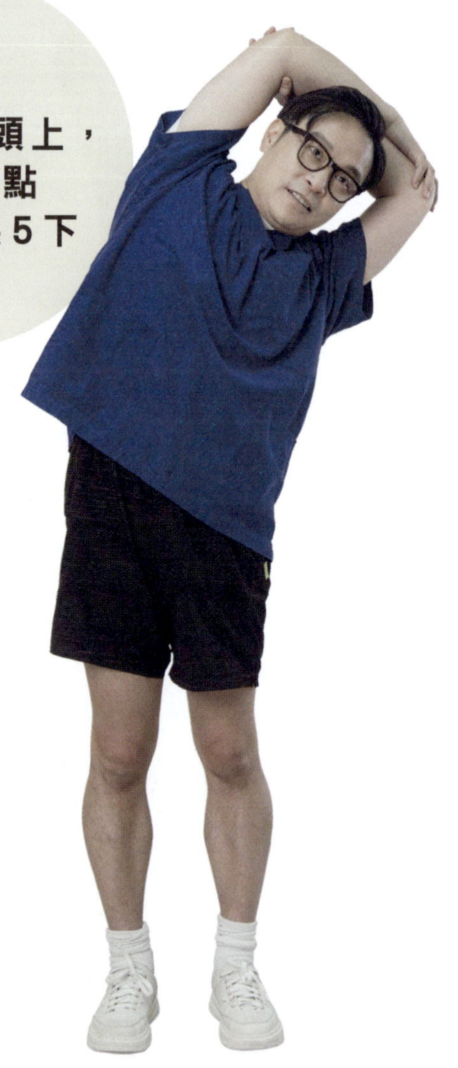

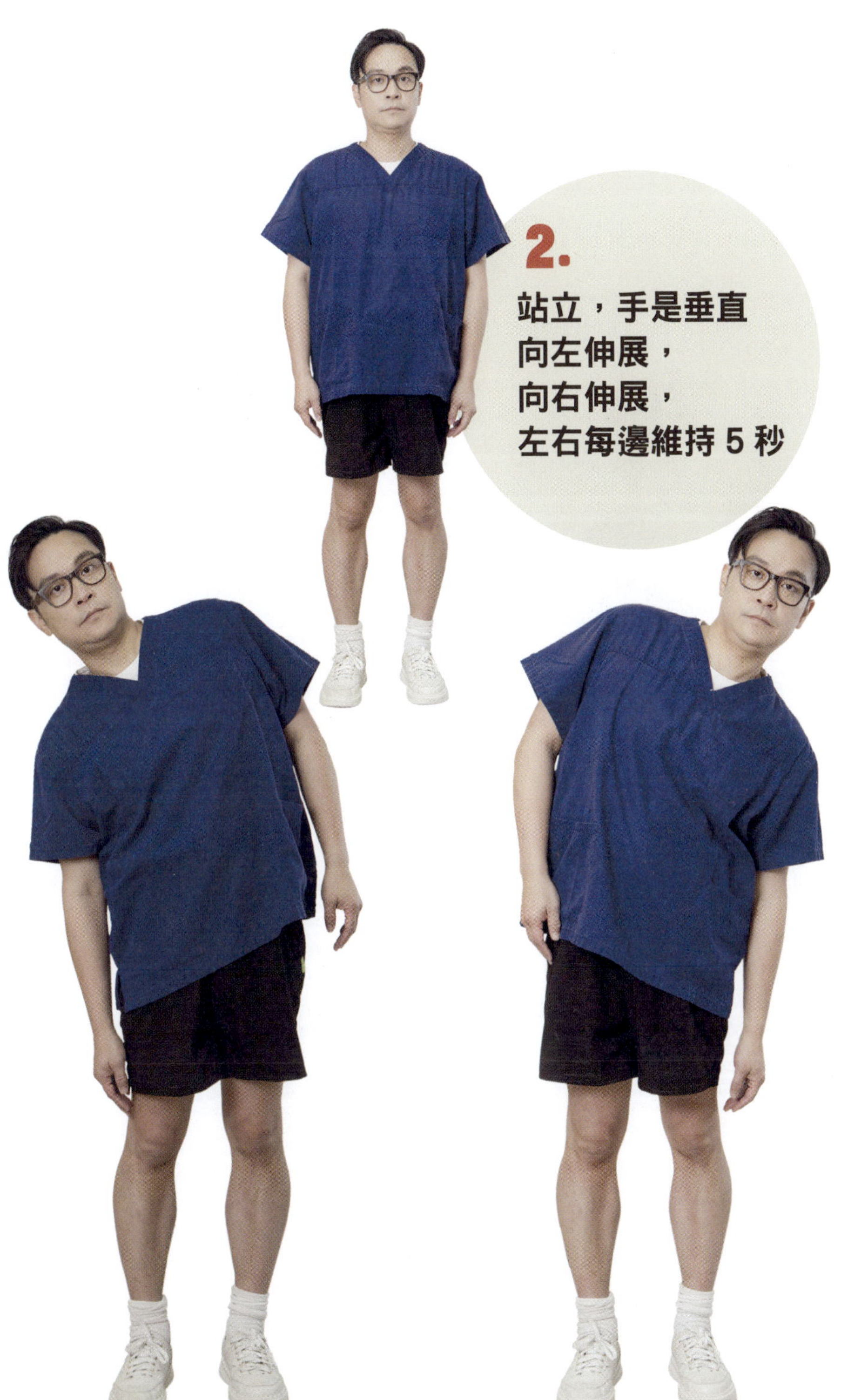

2.

站立，手是垂直
向左伸展，
向右伸展，
左右每邊維持 5 秒

3.

左右轉腰，
每邊 5 下

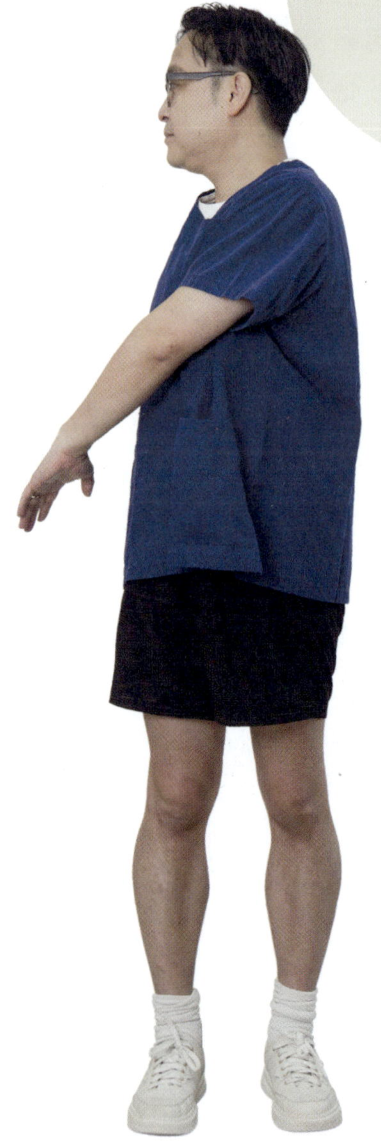

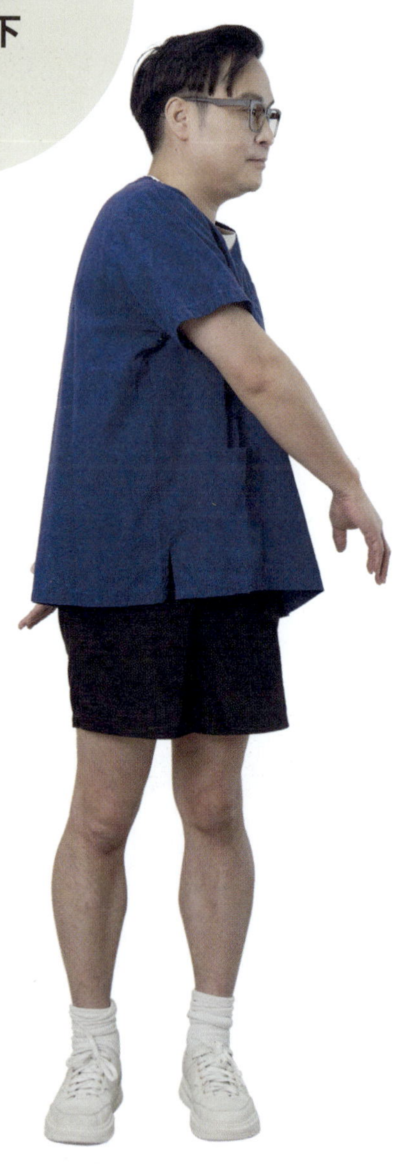

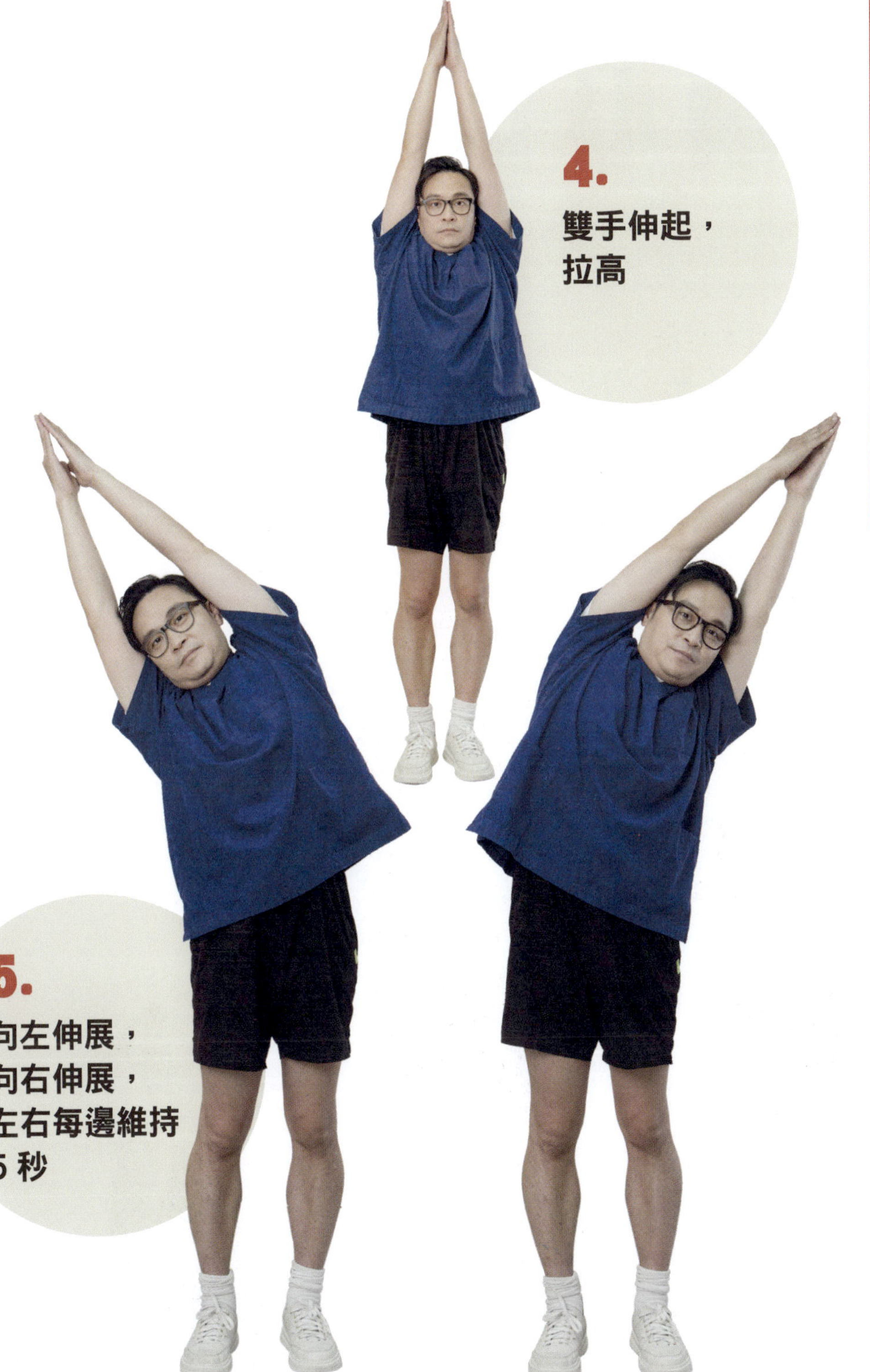

4.

雙手伸起，
拉高

5.

向左伸展，
向右伸展，
左右每邊維持
5 秒

重複做三組

伸展心口

伸展心口運動包括伸展胸大肌、前手臂肌肉和肋間肌。這些運動除了可以幫助我們防止寒背，更可以有助做強化背肌及核心肌肉時更有效果。

1.

站直，
雙手放在頭的後面打開，抬高頭部，
數 5 秒，放鬆

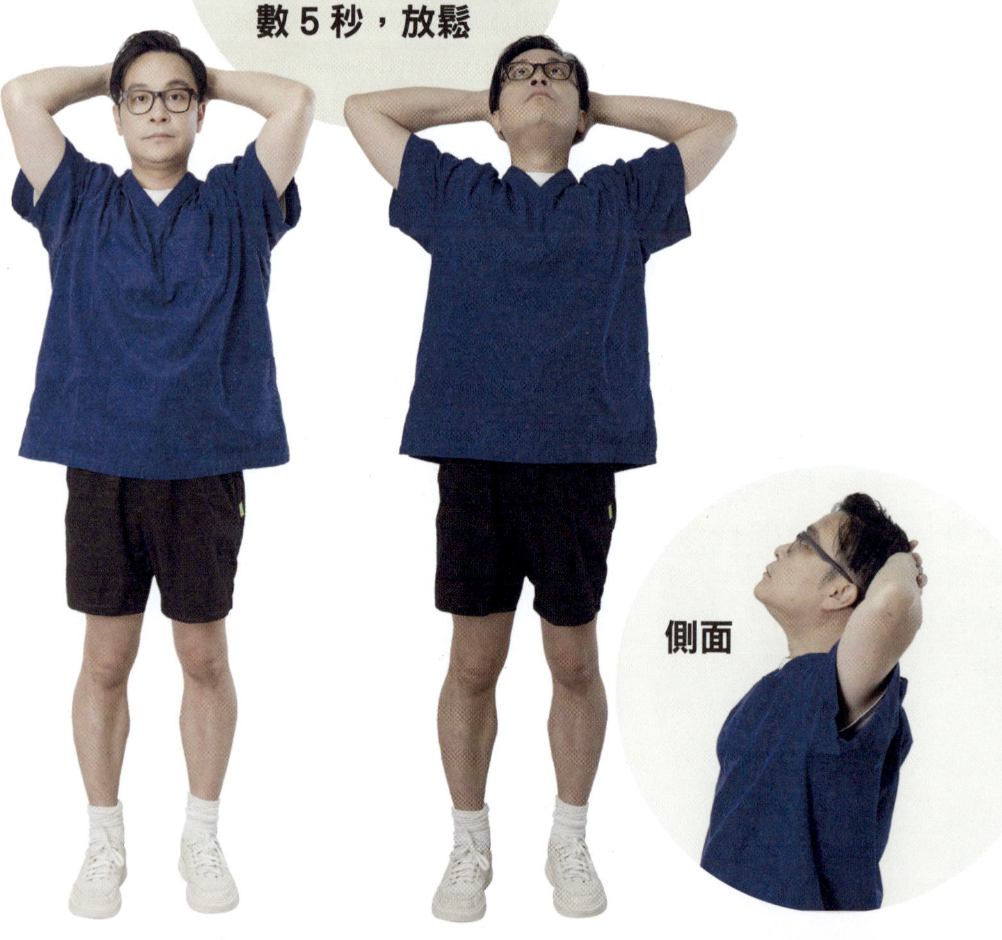

側面

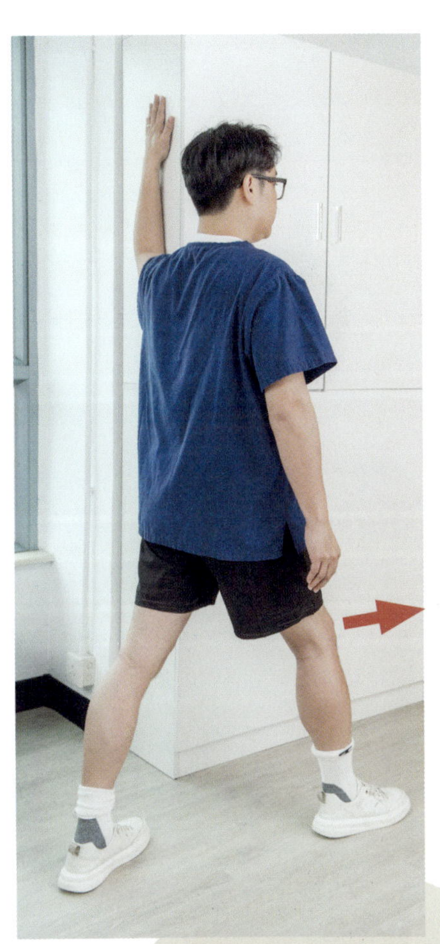

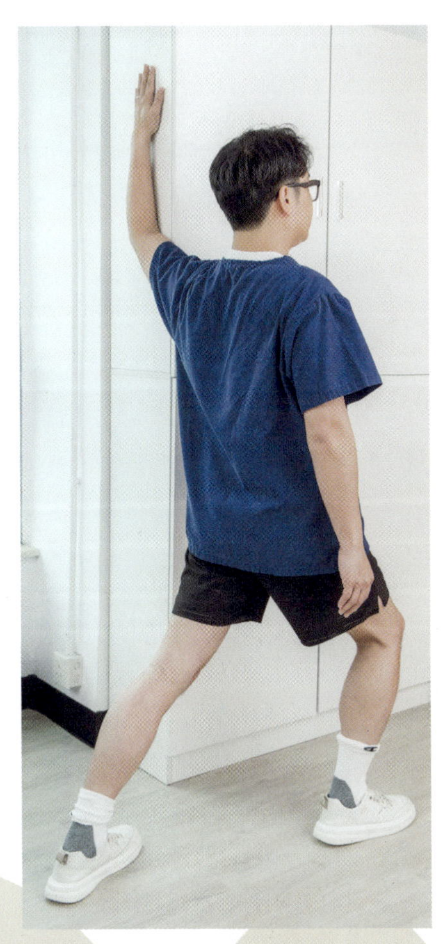

2.

左手放在櫃子的位置，身體傾向前，伸展胸大肌，腳前後企看着前面，數 5 秒，放鬆。

右邊同樣做法

3.

兩隻拇指向內，
然後打開，
開胸口
做 5 下，放鬆

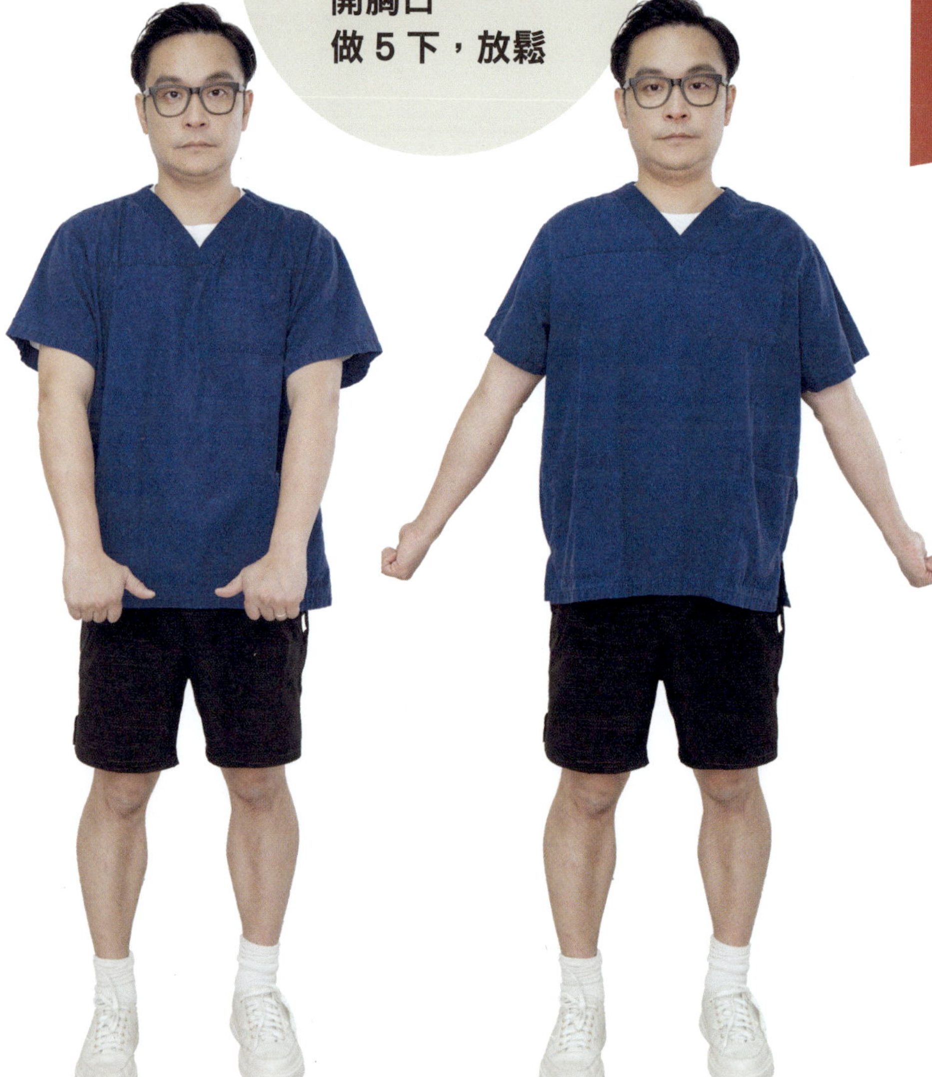

伸展小腿及後腿

後腿及小腿伸展運動是伸展膕繩肌頭、腓腸肌、比目魚肌。最重要是防止這些肌肉過緊而抽筋，避免跑步或做強化腿部時，拉傷腿部。

1.

拍着牆，前後腳，傾前，後腿伸直，腳底一定要踩地，維持10秒，放鬆。

左右腳互換，同樣做法

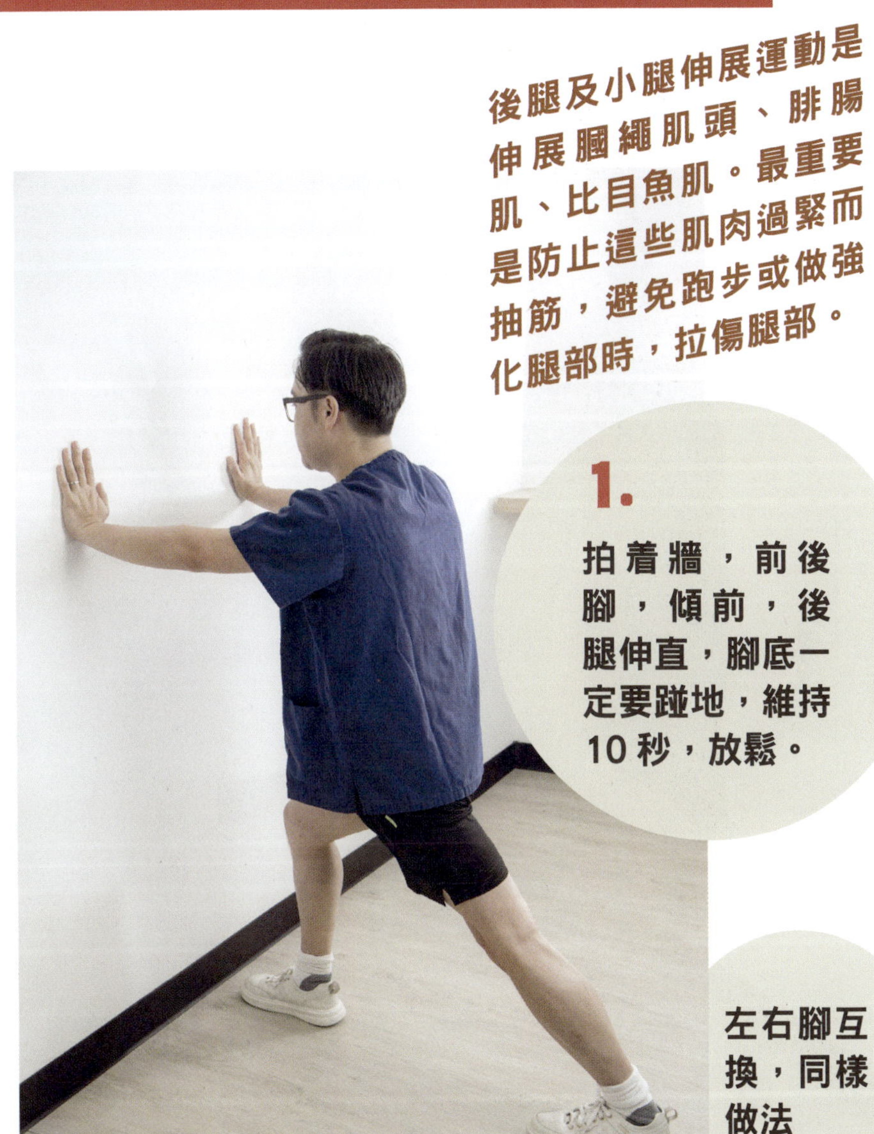

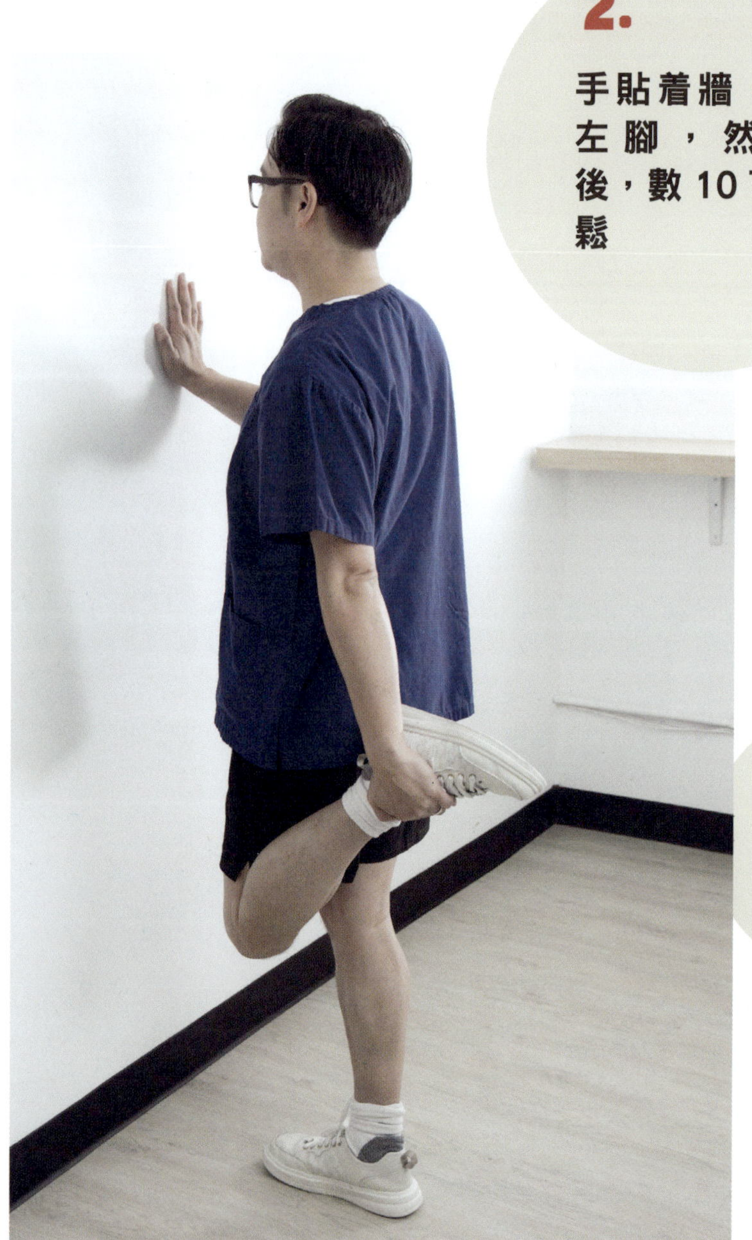

2.

手貼着牆，屈起左腳，然後拉後，數 10 下，放鬆

左右腳互換，同樣做法

3.

左邊的後腿向後碰地，右腳向前，腳踭碰地，腳趾向上。之後按着牆，屁股向後，之後身體向前屈曲，數 10 下，轉腳

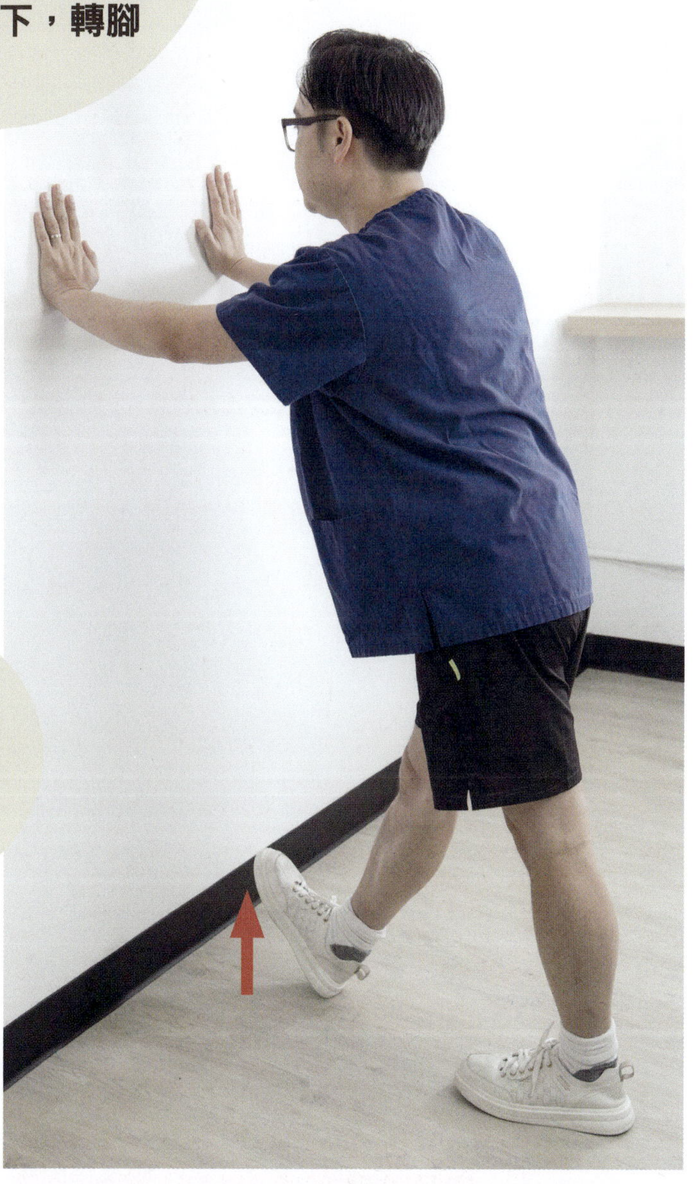

左右腳互換，同樣做法

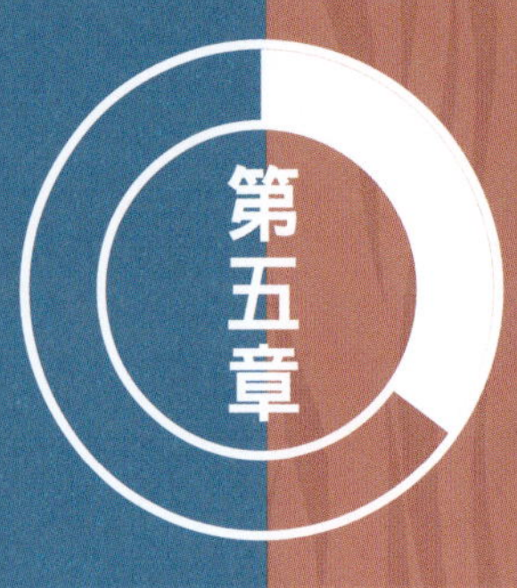

腿部強化運動

這八個運動是針對強化腿部，

用不同的方式去鍛鍊不同的腿肌肉。

腿部有力，走路自然不會累。

臀大肌訓練

臀大肌是腿部最強最有力的肌肉。它也是核心肌群的重要一位成員。強化這塊肌肉，可以令你走路時充滿力量，永無腳軟！

1.

趴在瑜伽墊上，腿部要伸直。

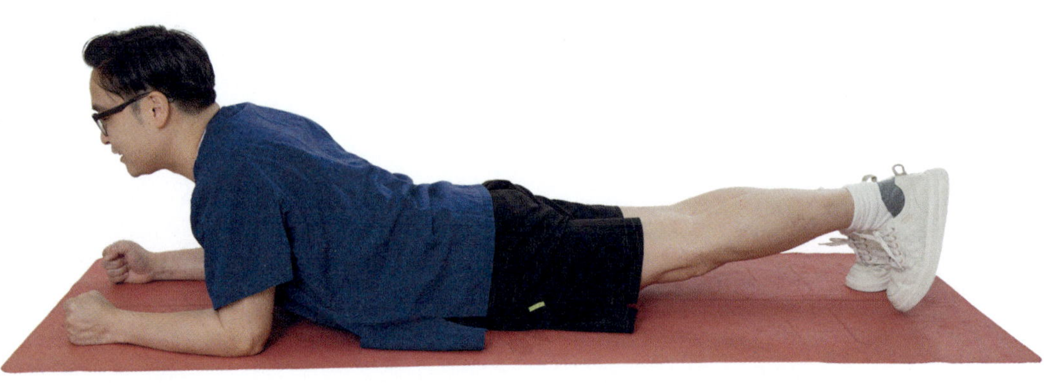

2.

把右腿提起
做 20 下 。
休息。

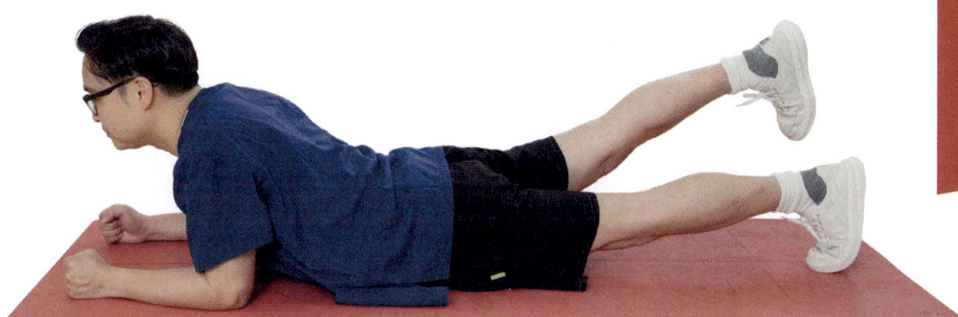

3.

屈起膝蓋
成 90 度
每邊做 20 下

左右腳互
換，同樣
做法

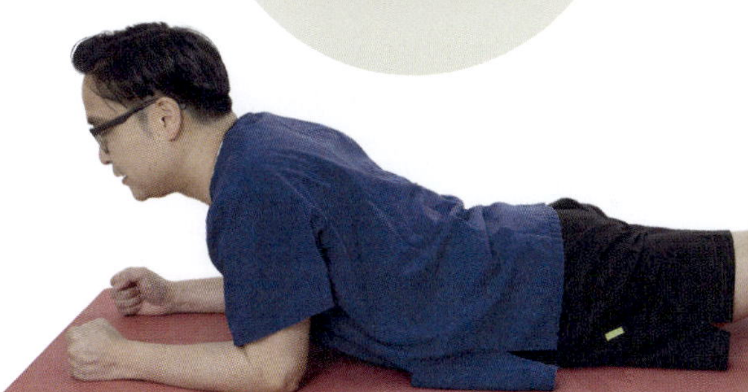

臀中肌訓練

臀中肌是平衡身體及盆骨的肌肉！如果肌肉弱了，走路就會跛行。所以強化臀中肌，走路就不會容易跌倒！

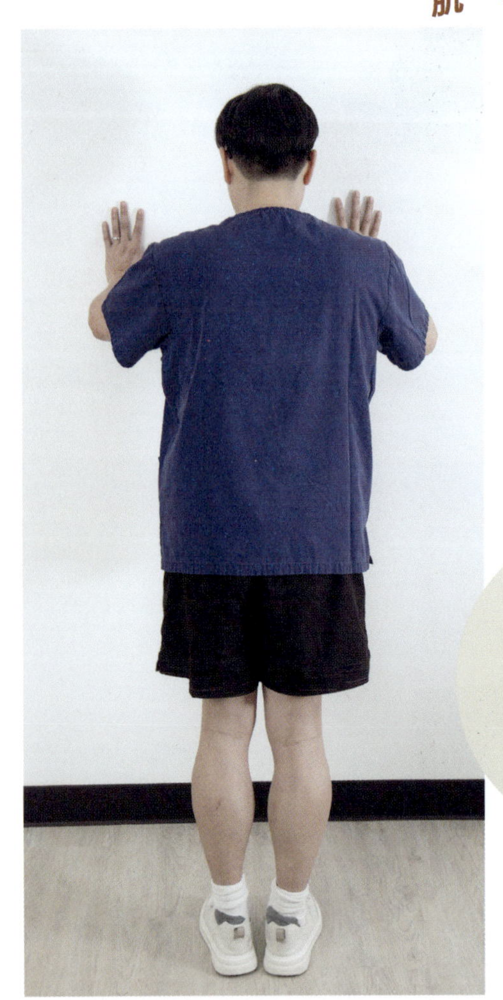

1.

手碰着牆或櫃。

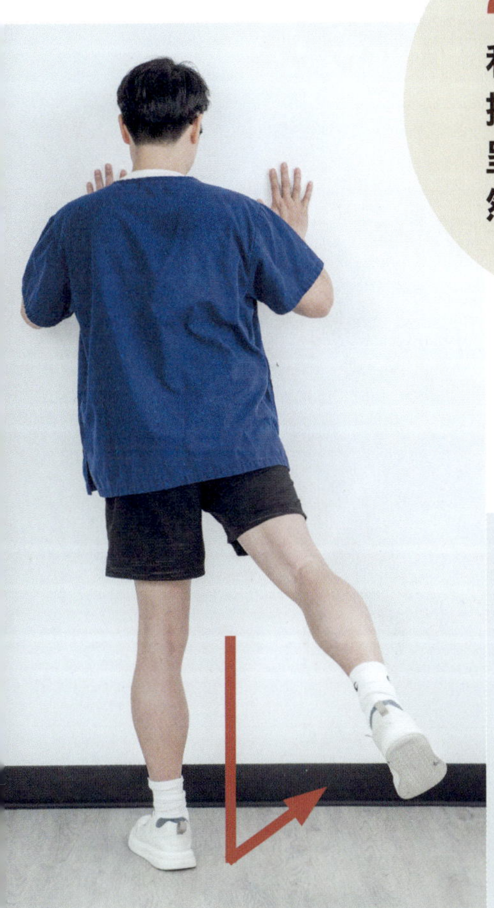

2.

利用臀中肌的力量，
把右腳向外踢，
呈 45 度，做 20 下，
然後放鬆。

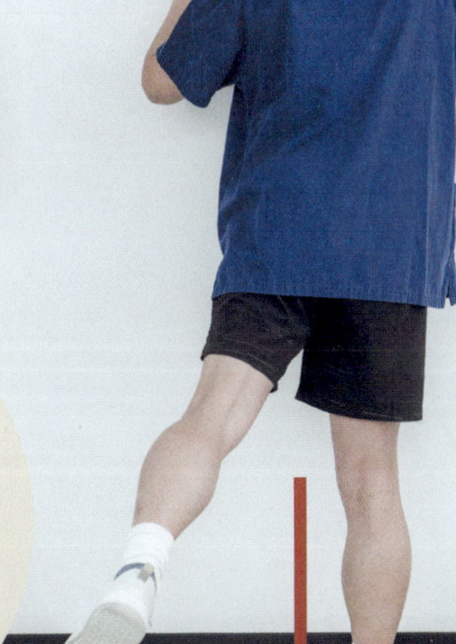

3.

踢左腳，做 20 下。
休息 30 秒至 90 秒。重複做三組。

內收肌群訓練

內收肌群往往都是被忽略的肌肉，因為好似好少用，但其實作用是穩固盆骨及膝關節走路時不會用錯力。

1.

坐直在椅子上，可以坐前一點。

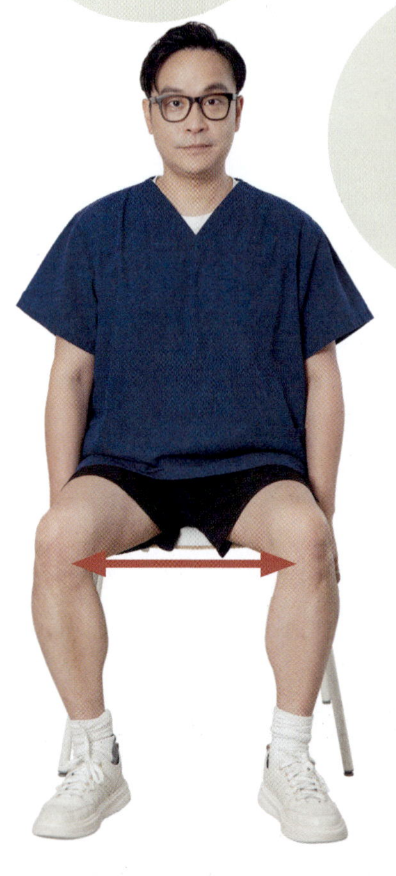

2.

開合雙腳，摺起來做 20 下

3.

拿一個彈性球，
放在腳的中間
然後再做多 20 下

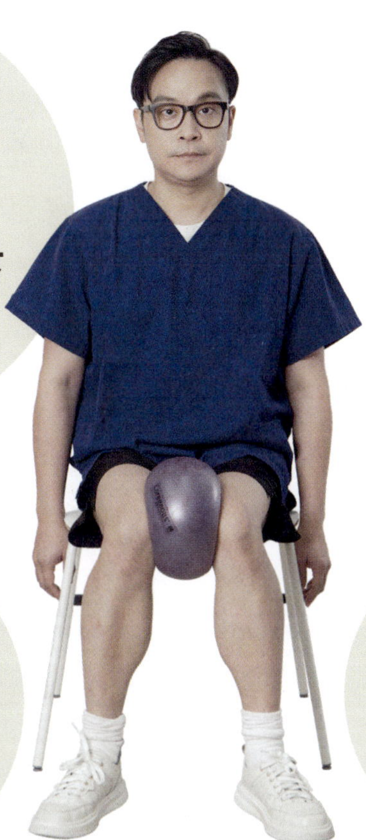

如果覺得太簡
單，不妨拿一
個皮球，加強
難度。

休息 30 秒至
90 秒，重複
做三組

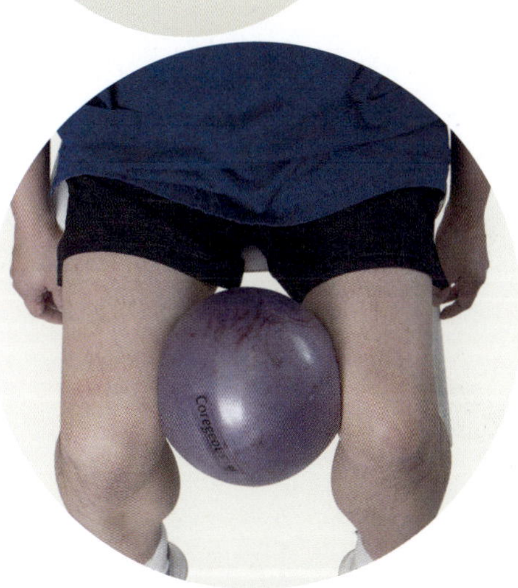

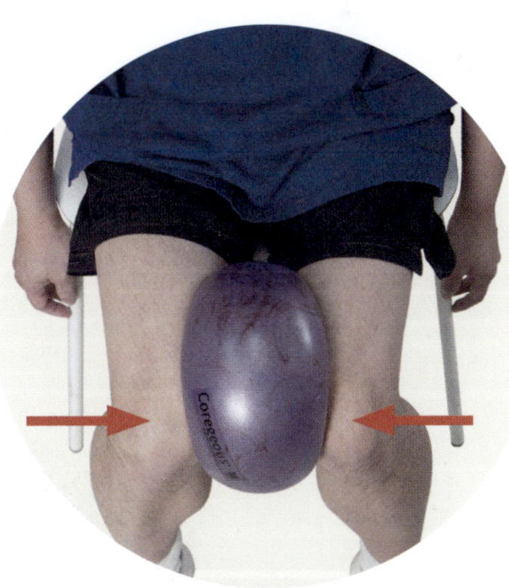

無影凳

這個強化運動主要鍛鍊股四頭肌及臀部肌肉。坐低起身便會更有力。

1.

背着牆壁或框子，
腳微微屈曲
但不用 90 度
少少屈曲
維持約 20 秒

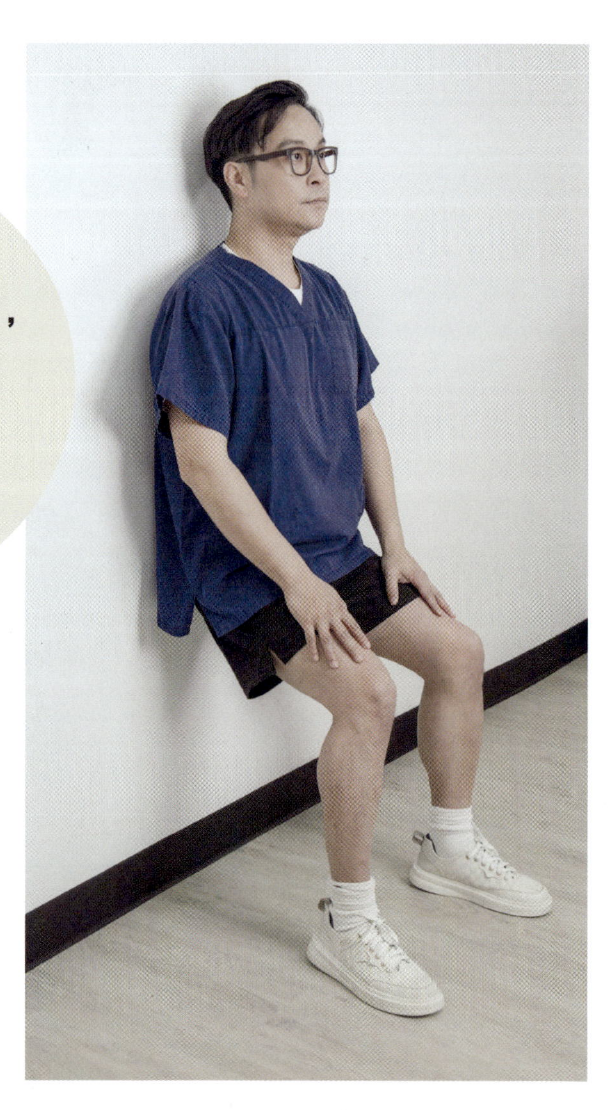

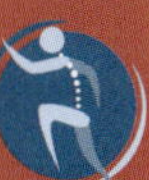

2.

腳趾提起
再維持 20 秒
放鬆

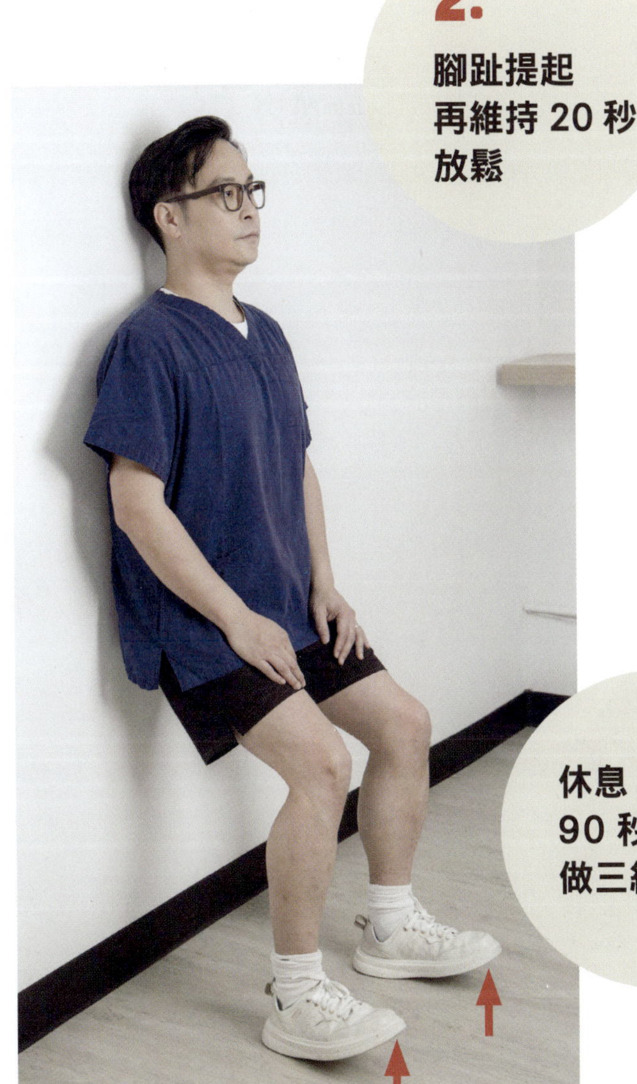

休息 30 秒至 90 秒，重複做三組

打側蜆式

這個運動是主要強化腿外側的髂脛束。它是連着髖關節及膝關節的重要肌肉。如果想跑得快，就要強化這組肌肉了！

1.

躺在瑜伽墊上，
手肘撐着
背脊盡量不要撐直，可微曲

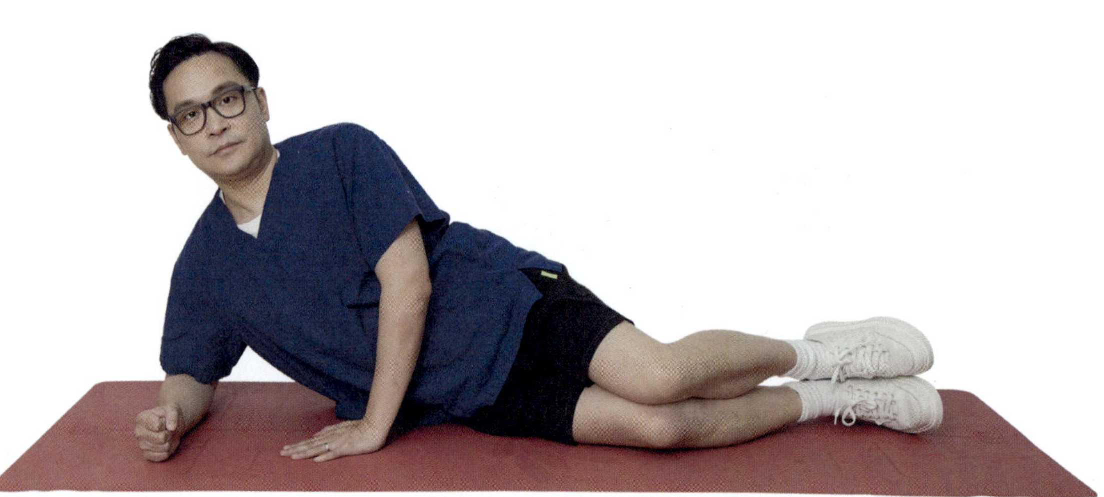

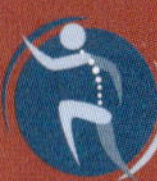

左右互換，
同樣動作

2.

開合雙腳，
做 20 下

3.

休息 30 秒至 90 秒
再重複做多兩組

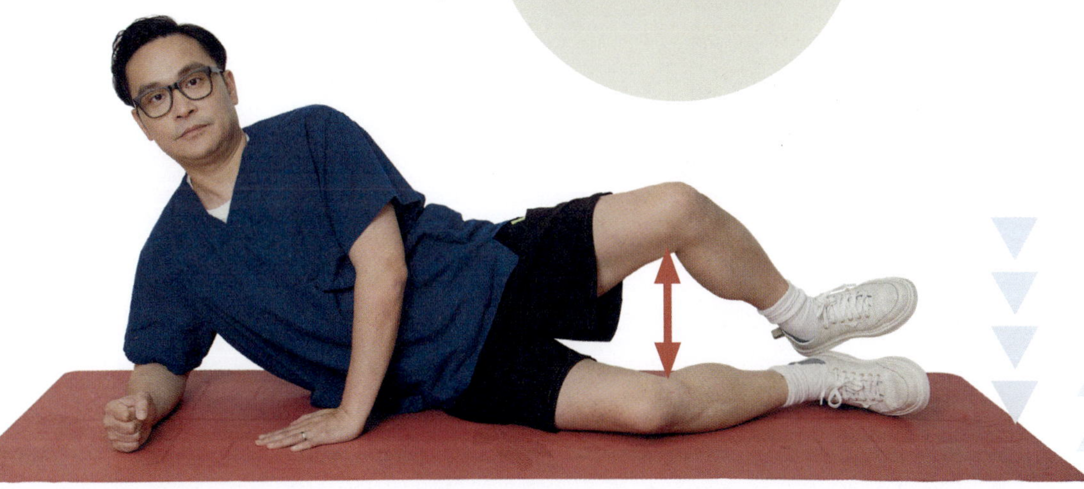

股四頭肌訓練

這是一個針對膝關節的強化運動。很多時候膝關節痛或上落樓梯咔咔聲都需要做這個運動。

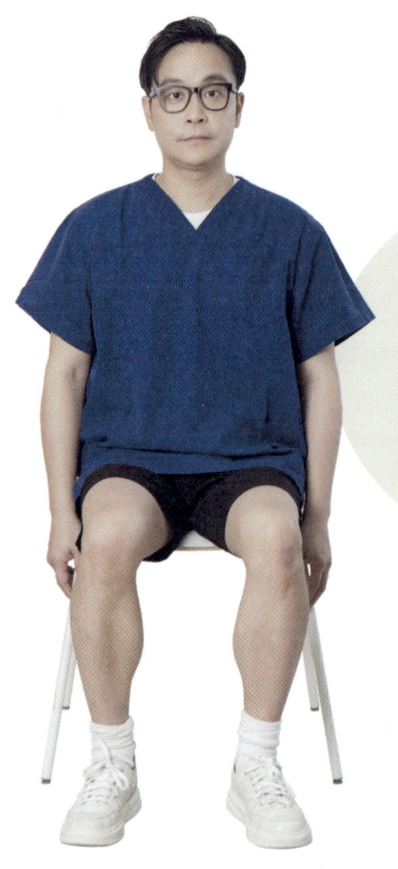

1.

坐在椅子上
雙手扶着椅子

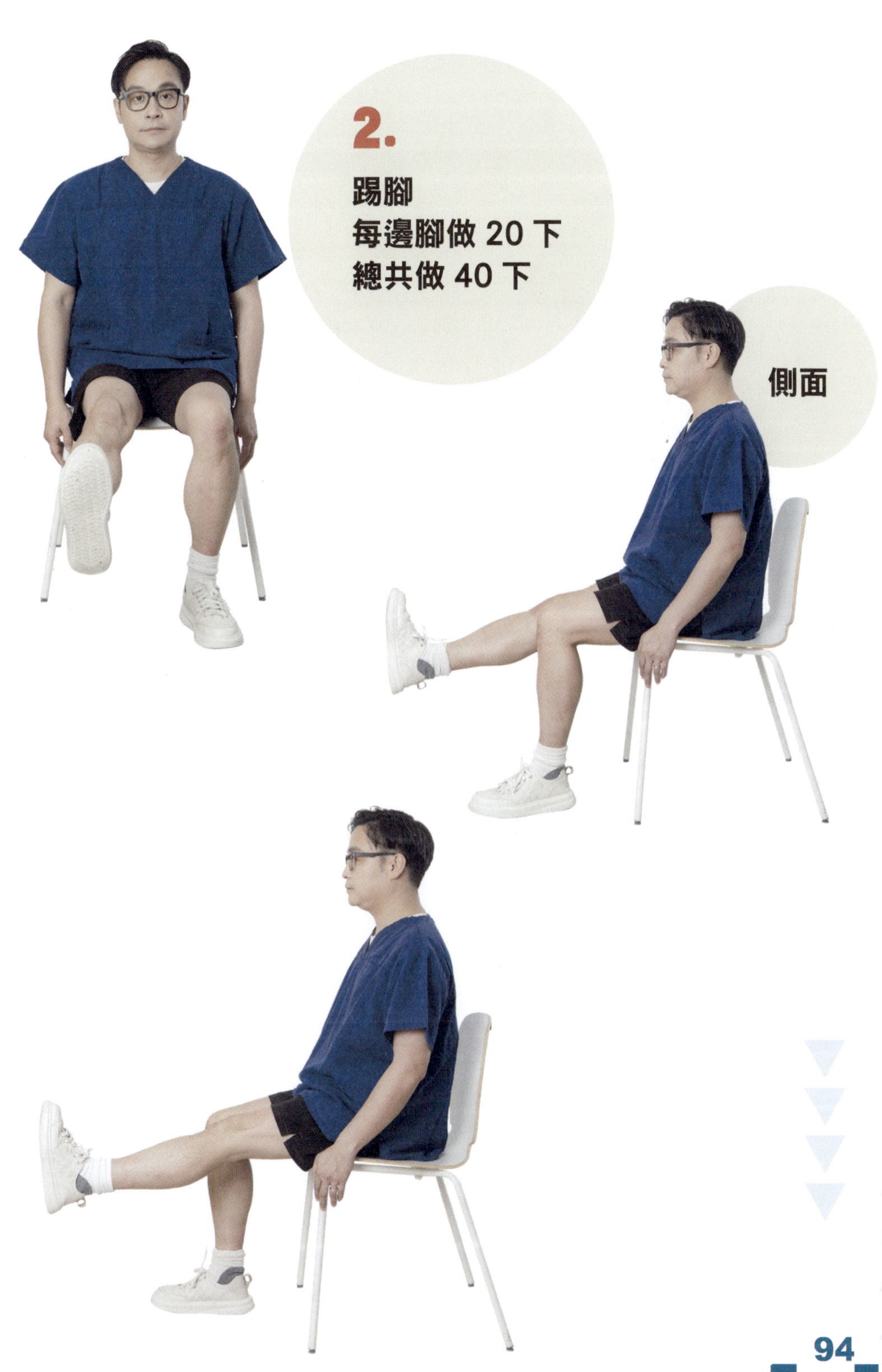
2.
踢腳
每邊腳做 20 下
總共做 40 下
側面

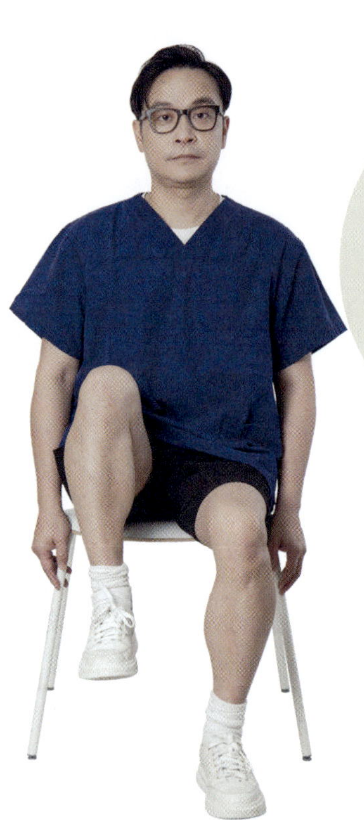

3.

如果你還有力
不妨試一下蹬腳
每邊腳做 20 下
總共做 40 下

側面

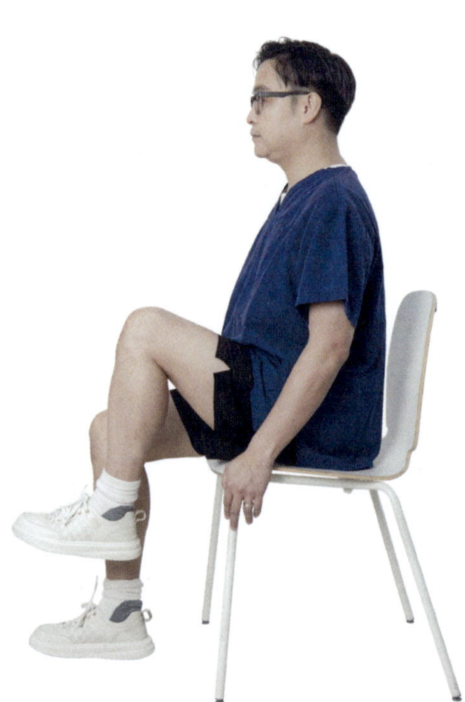

5.

如果覺得容易
做，不妨綁兩個
沙包。

腳踭走路

這個強化運動需要用脛前肌來發力。如果肌肉過弱或者腰椎神經線受壓迫就有可能不能做到。

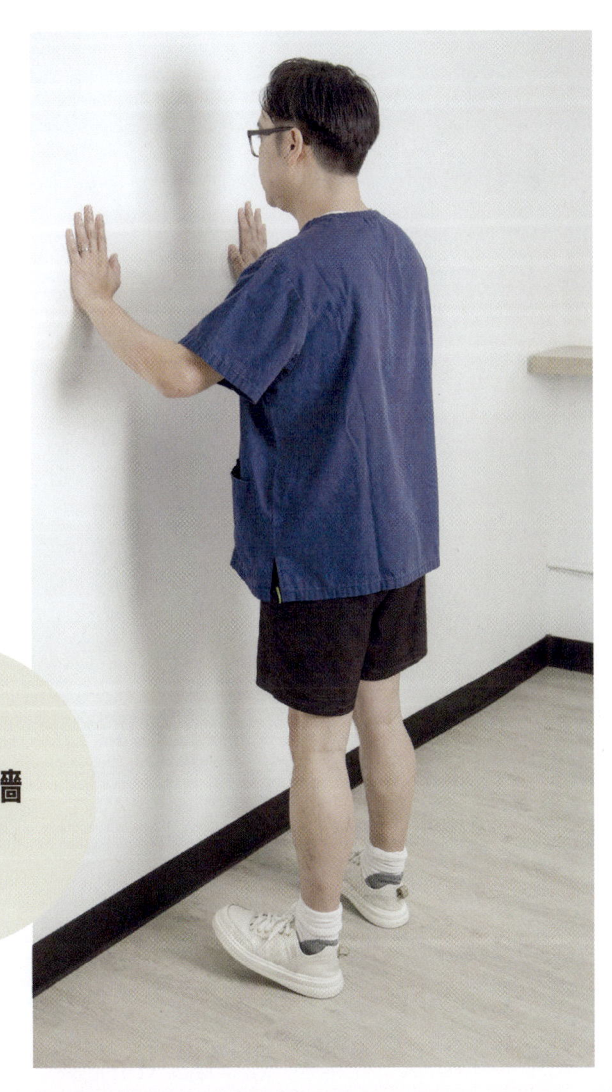

1.

雙手扶着牆
腳尖提起

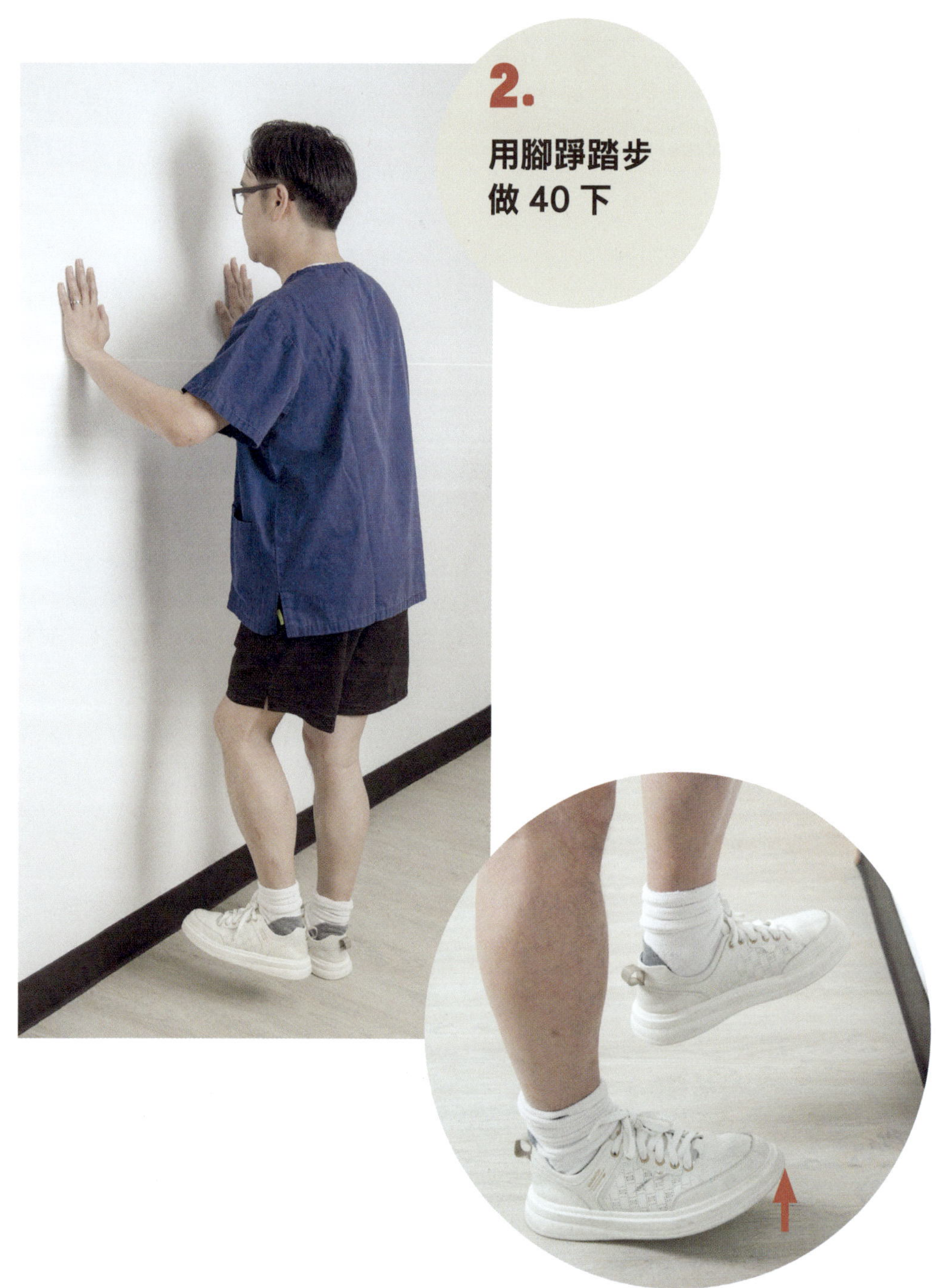

2.

用腳踭踏步
做 40 下

進階版

1.

**單手扶着牆
腳尖提起
向前行**

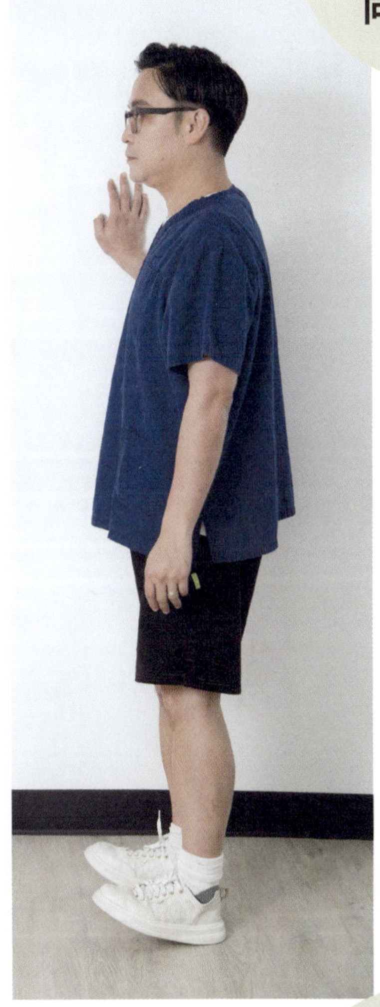

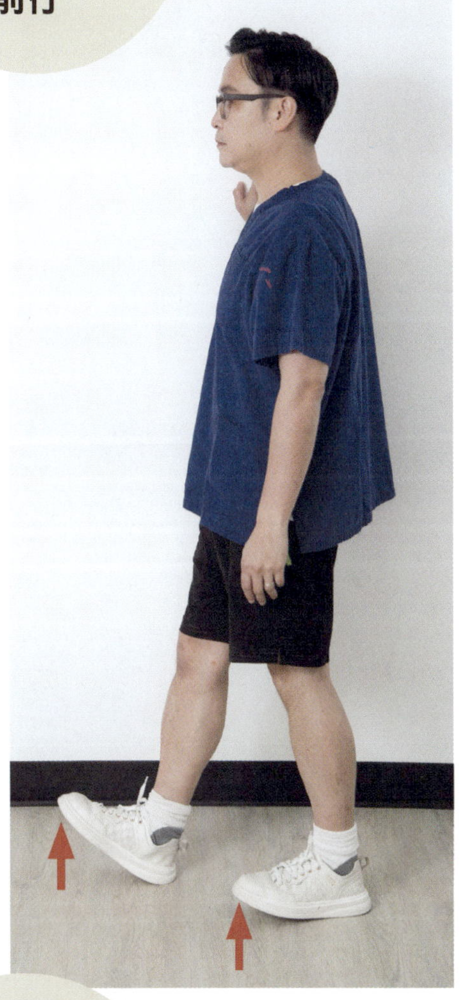

**中間休息
30 秒至 90 秒
重複做三組**

腳趾走路

腳趾走路看起來很容易，其實當中需要用小腿的腓腸肌及比目魚肌來發力。如果肌肉變弱了或者腰椎神經線受壓就未必做到這個運動。

1.

雙手扶着牆
提起腳踭

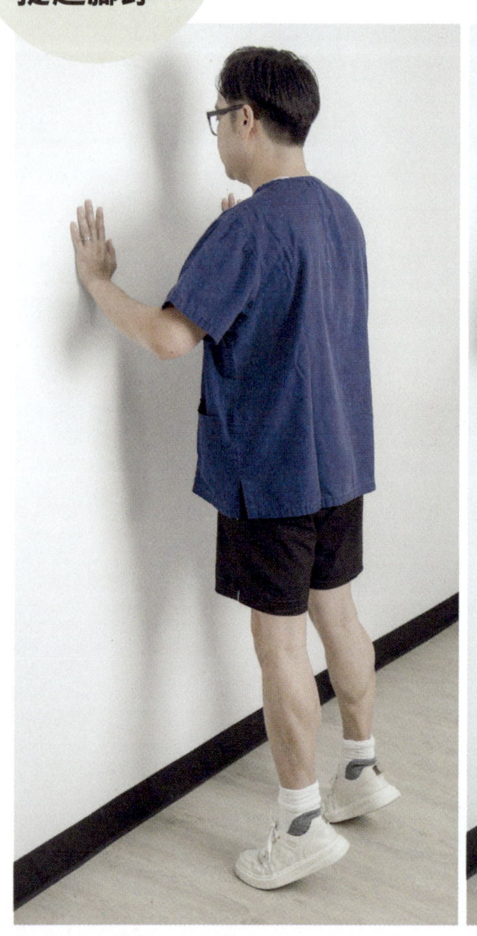

2.

原地踏步
做 40 下

進階版

1.
單手扶着牆
提起腳踭
向前行

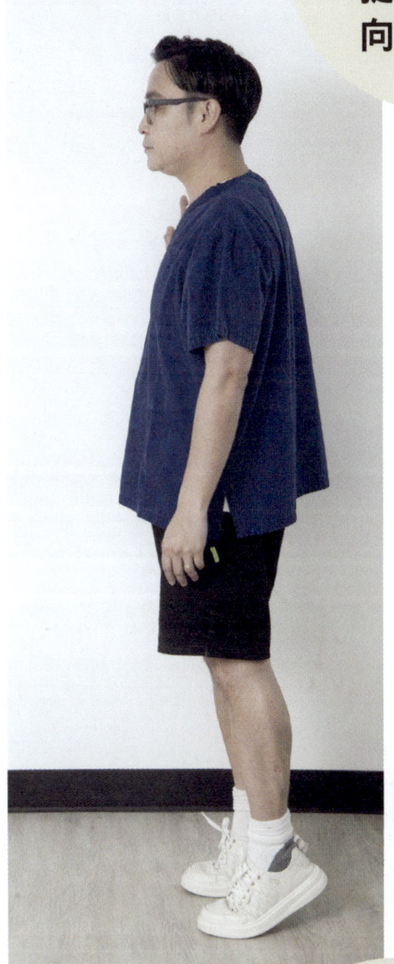

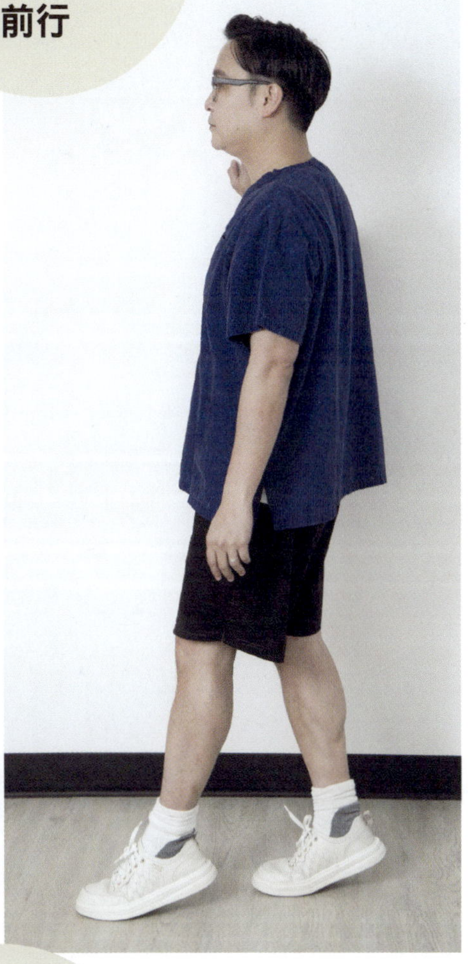

中間休息
30 秒至 90 秒
重複做三組

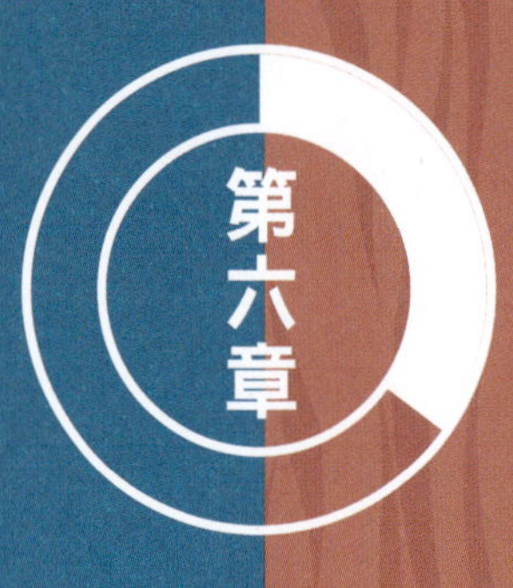

第六章

核心肌群強化運動

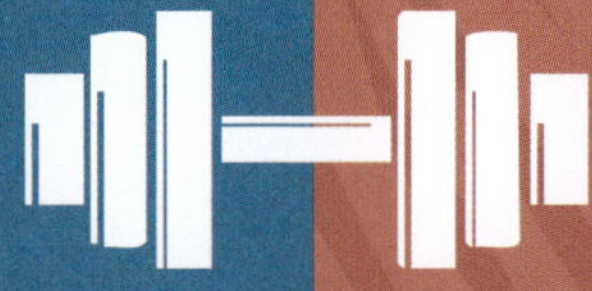

核心肌群包括腹肌、臀部肌肉、背肌

總共由 29 塊肌肉組成。

核心肌群保護脊椎，協助腿部活動，

有助走路時發力。

以下運動簡單及容易做，適合長者嘗試。

坐着踏步
手肘觸碰膝頭

坐着做核心肌肉運動比較安全，可以確保不會失平衡跌倒。

1.

坐在椅子上
坐前一點

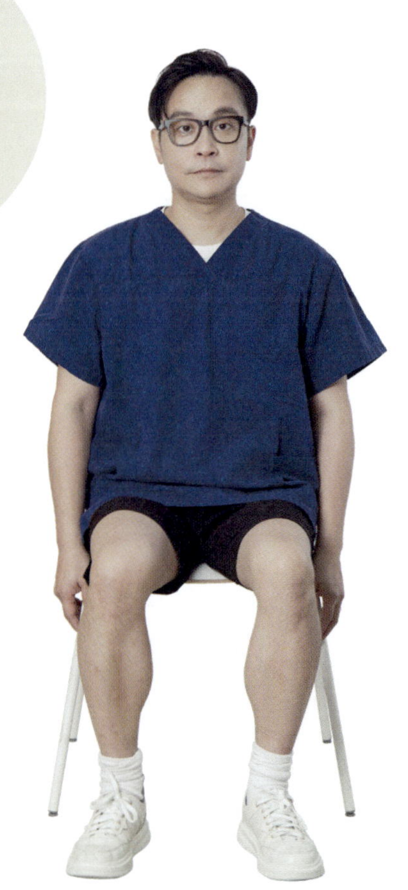

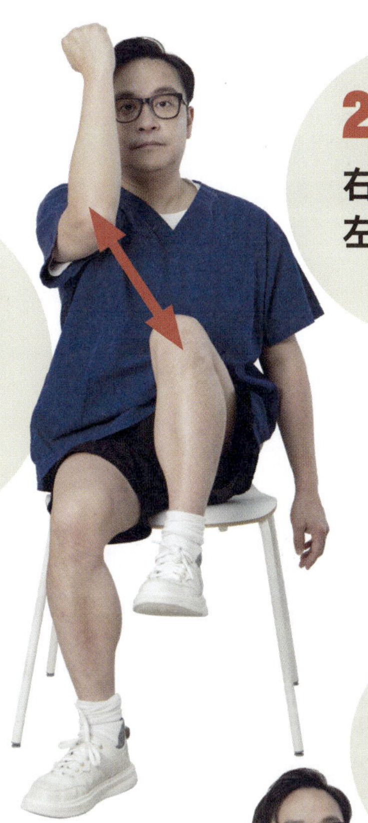

2.

右手舉起，
左腳抬起。

3.

做的時候要
收緊腹肌，
正常呼吸
做 40 下

左右兩邊
同樣做法

4.

然後休息
30 秒至 90 秒
重複做三組

坐着踢腿踏單車

針對腹肌強化，雙手握緊椅子旁邊，雙腿不需要提得太高。

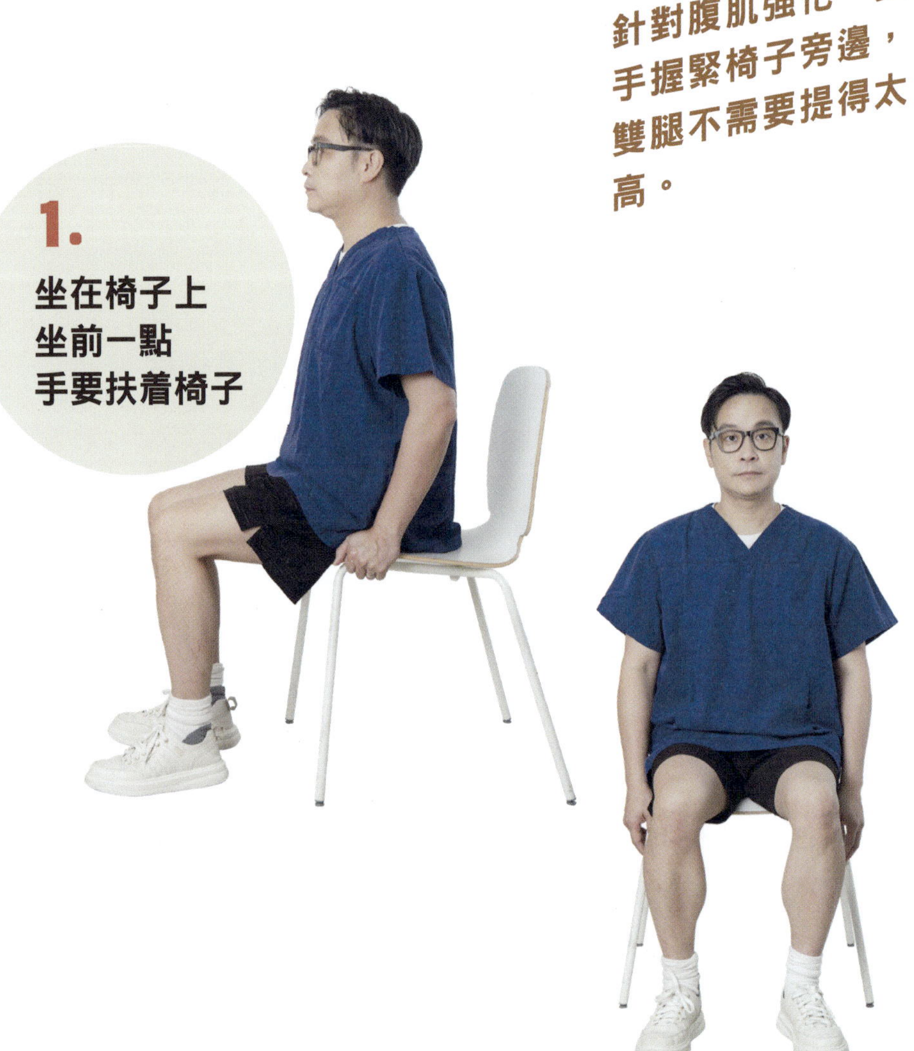

1.

坐在椅子上
坐前一點
手要扶着椅子

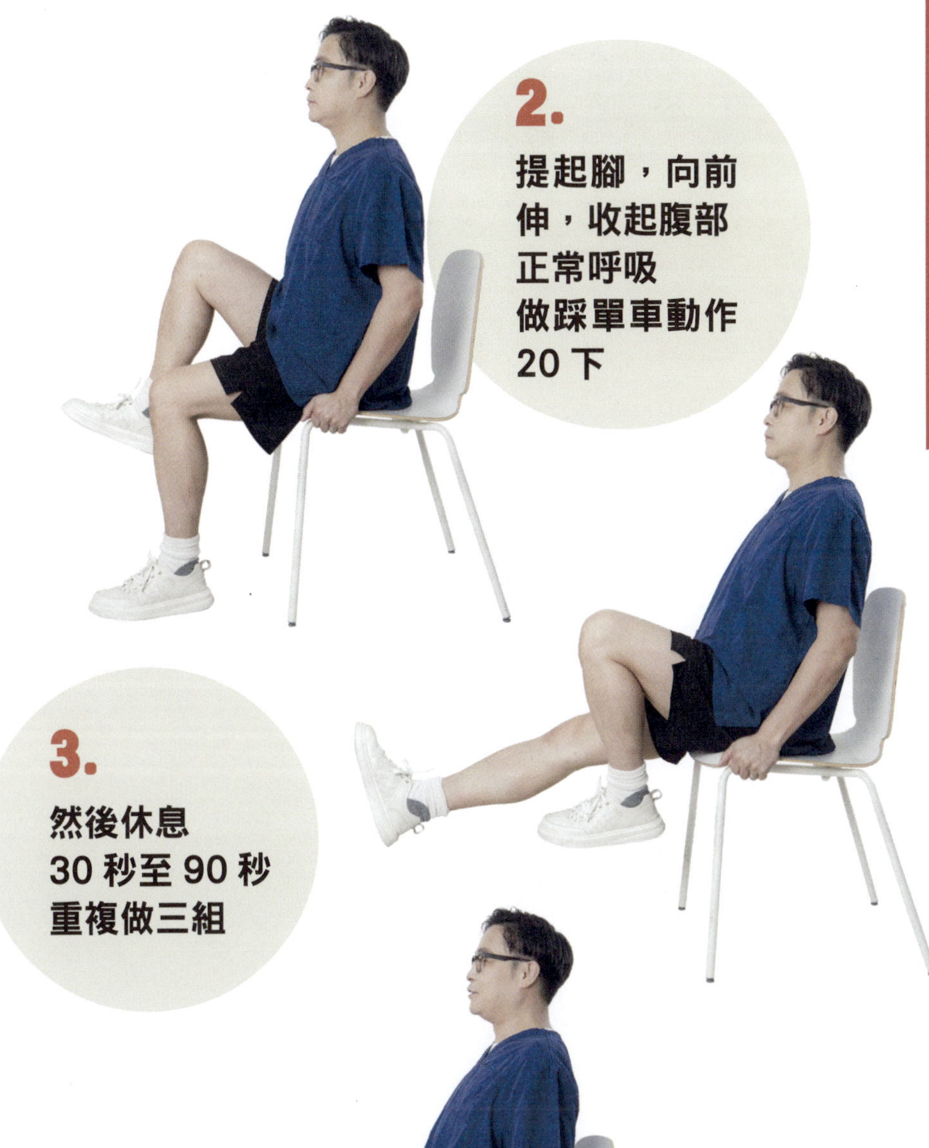

2.

提起腳，向前伸，收起腹部
正常呼吸
做踩單車動作
20 下

3.

然後休息
30 秒至 90 秒
重複做三組

一星期做三次

坐着手腳提升

針對腹肌強化及雙手協調，做的時候記緊收起腹部及正常呼吸。

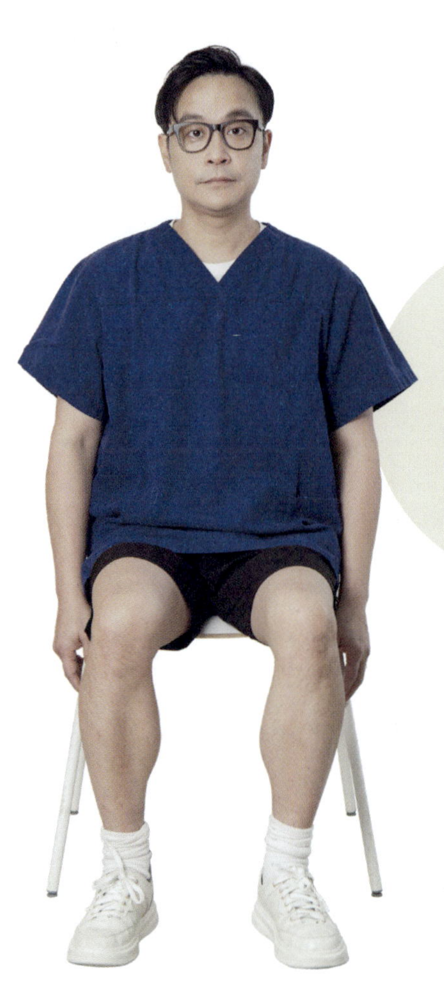

1.

坐在椅子上

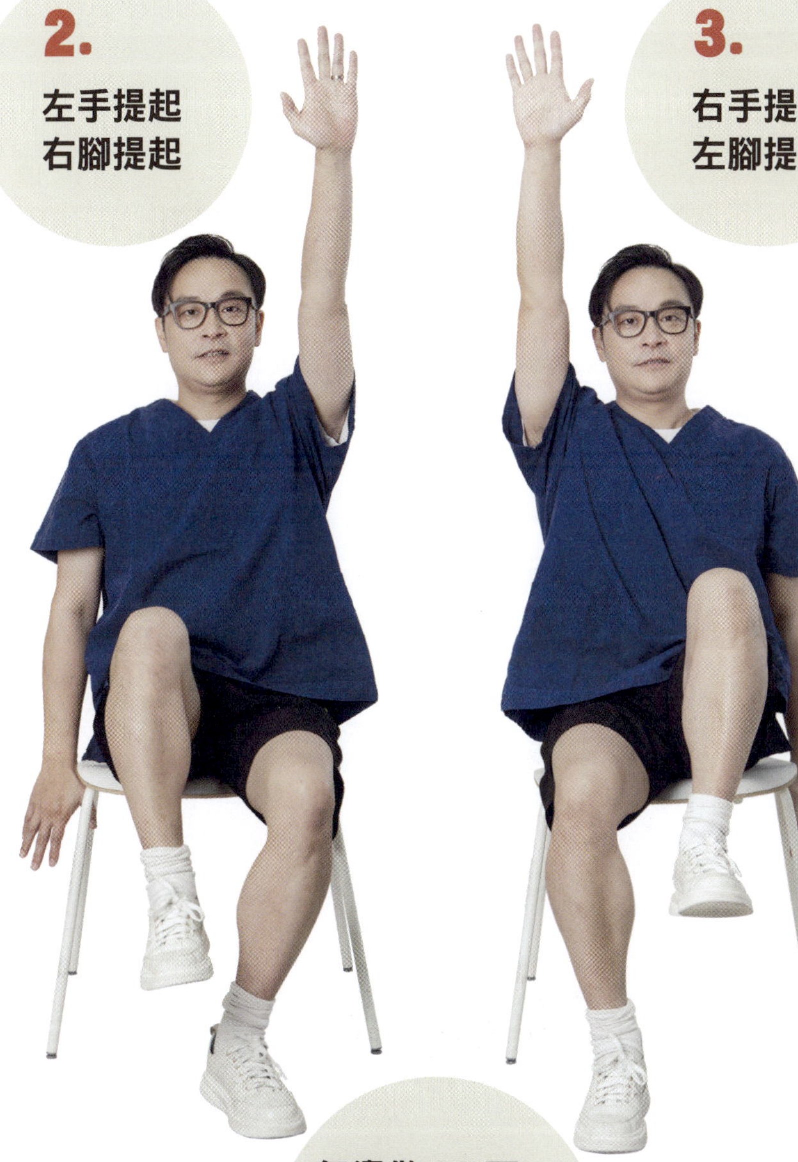

2.

左手提起
右腳提起

3.

右手提起
左腳提起

每邊做 20 下
總共數 40 下
想加強訓練
腿部可以加沙包

坐着武士式

這是一個強化及伸展運動，針對腹肌股四頭肌及臀部肌肉，亦可以鍛鍊你的平衡力！

1.

坐在椅子上
坐前一點

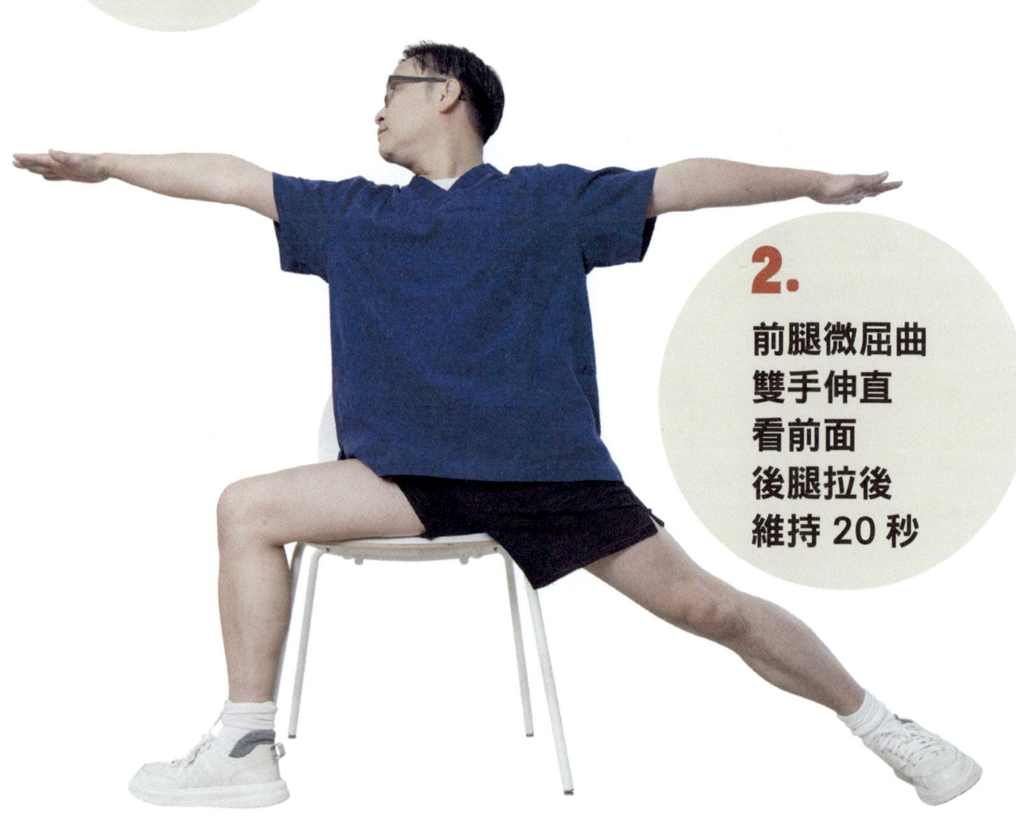

2.

前腿微屈曲
雙手伸直
看前面
後腿拉後
維持 20 秒

進階版

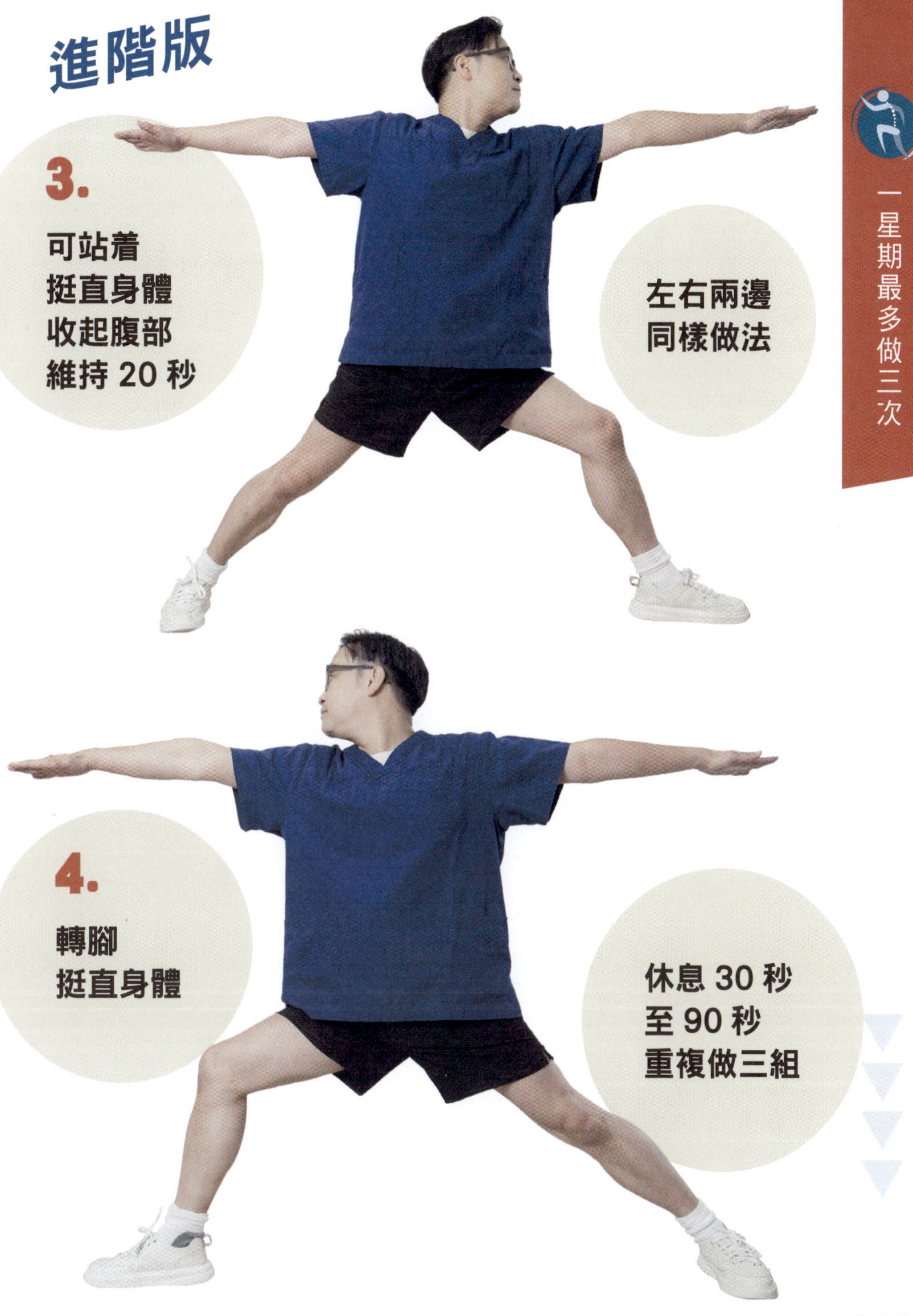

3.

可站着
挺直身體
收起腹部
維持 20 秒

左右兩邊
同樣做法

4.

轉腳
挺直身體

休息 30 秒
至 90 秒
重複做三組

坐着打開雙手單腿支撐

這個運動針對腹肌及腿部，要穩定地做到，一定要腹肌有力及有好的平衡力。

1.

坐在椅子上
坐前一點

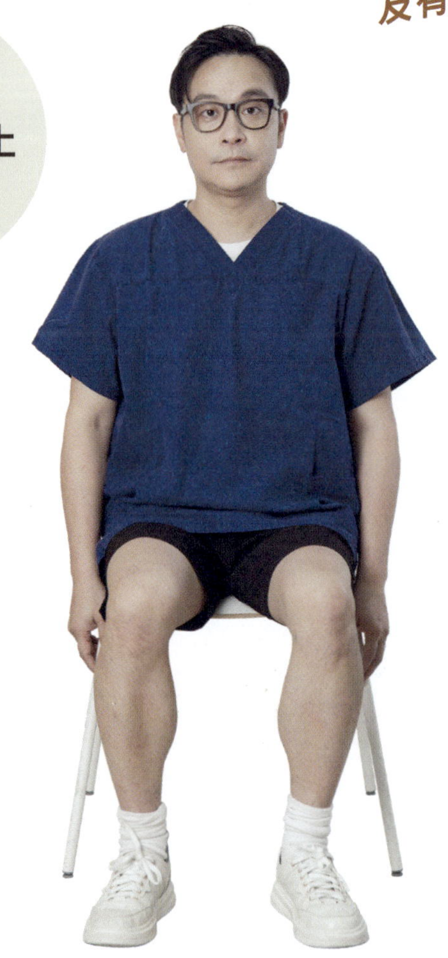

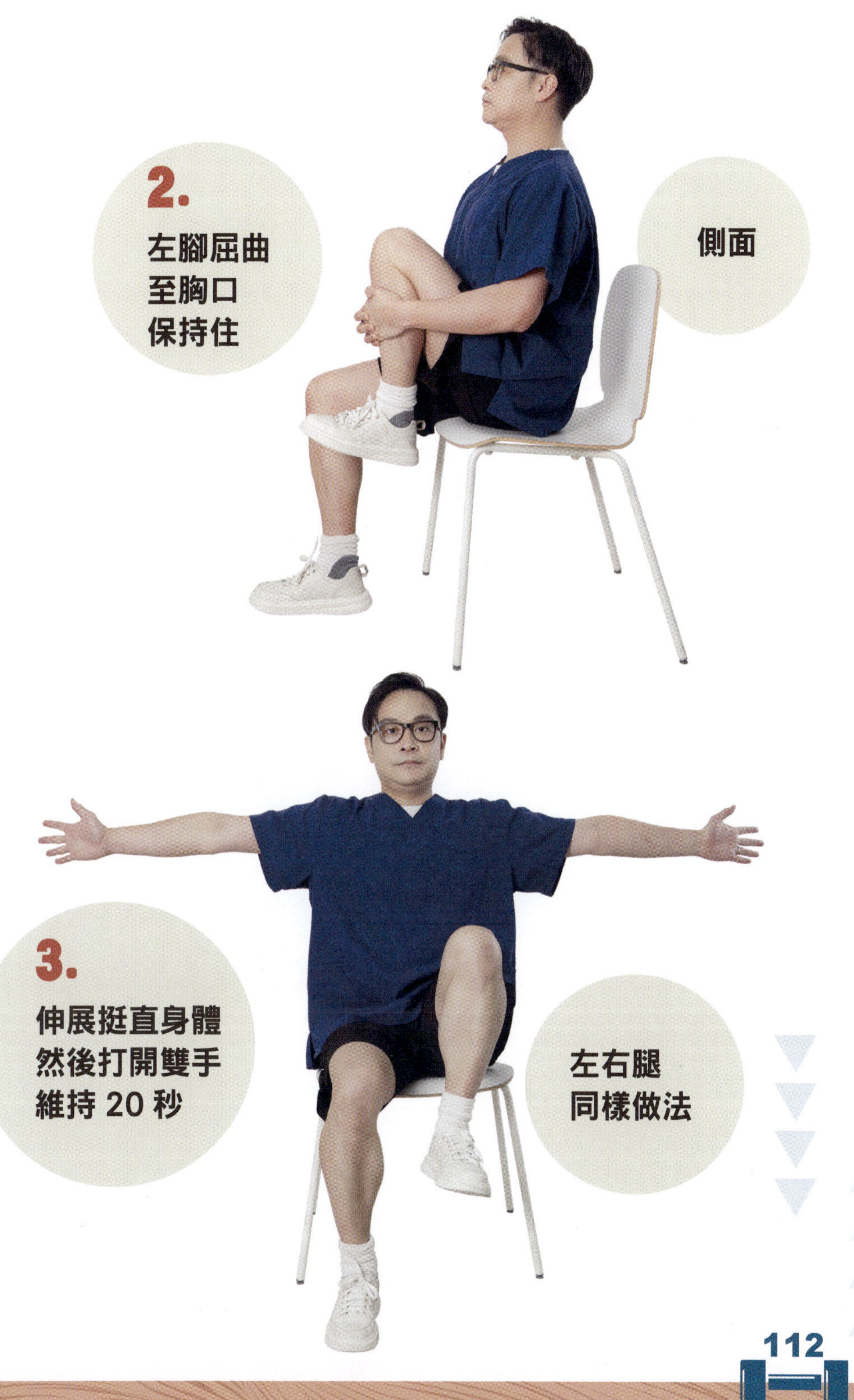

2.

左腳屈曲
至胸口
保持住

側面

3.

伸展挺直身體
然後打開雙手
維持 20 秒

左右腿
同樣做法

進階版

1.

打開身體
盡量挺直
伸直右腿
維持 20 秒

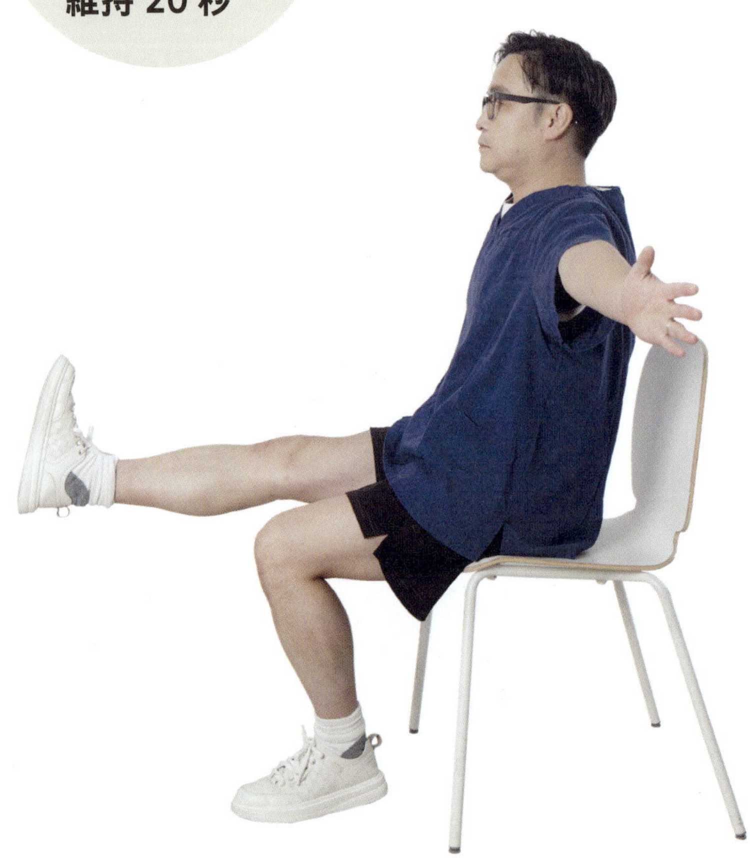

休息 30 秒
至 90 秒
然後重複做三組

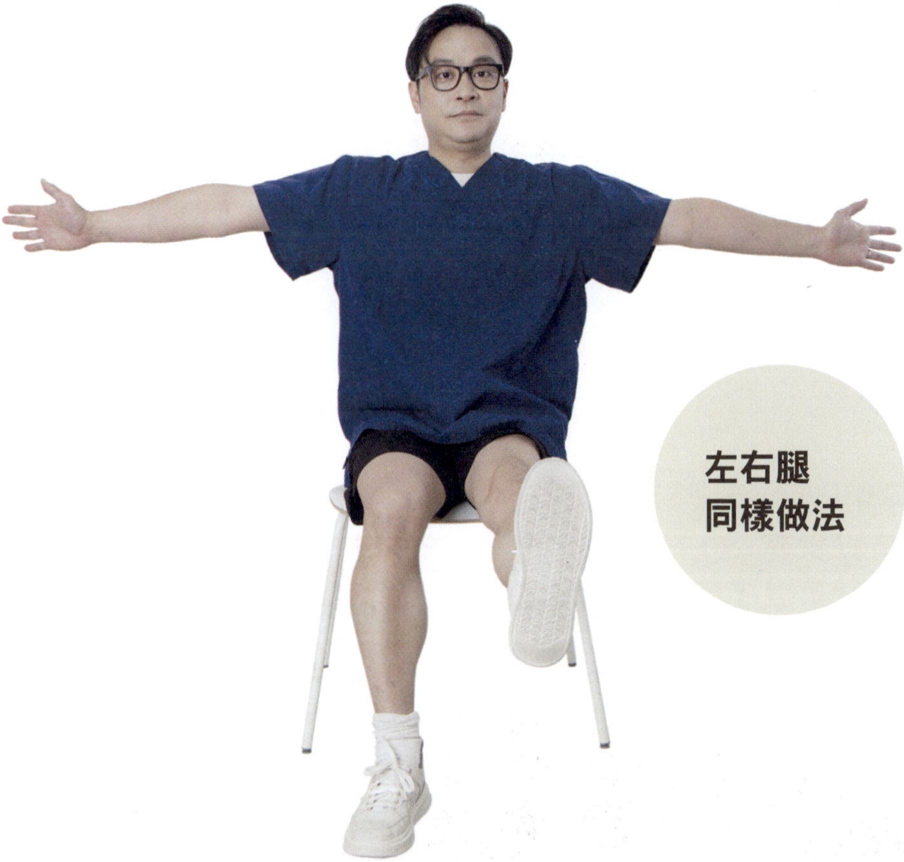

左右腿
同樣做法

強化下腹肌

針對下腹肌，做的時候記得雙腿不需要提太高，大約五吋已經足夠。

1.

躺在瑜伽墊上

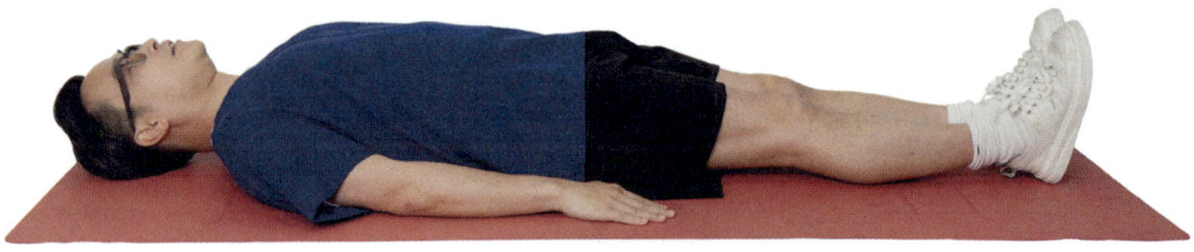

2.

雙腳提起
不可以太高
少許就可以了

3.

保持着收緊下腹肌，然後數 20 秒放鬆

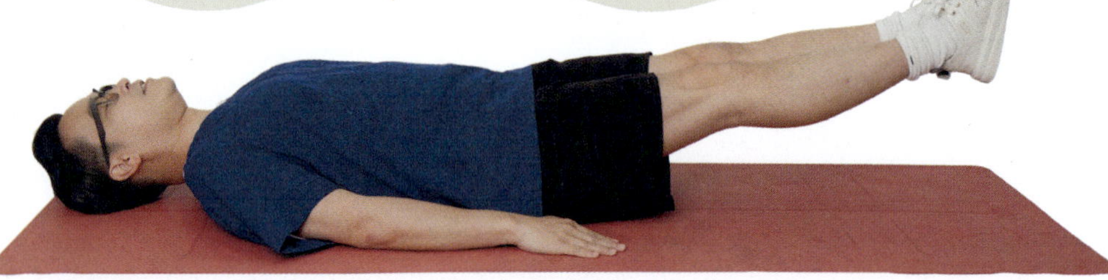

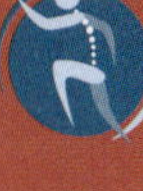

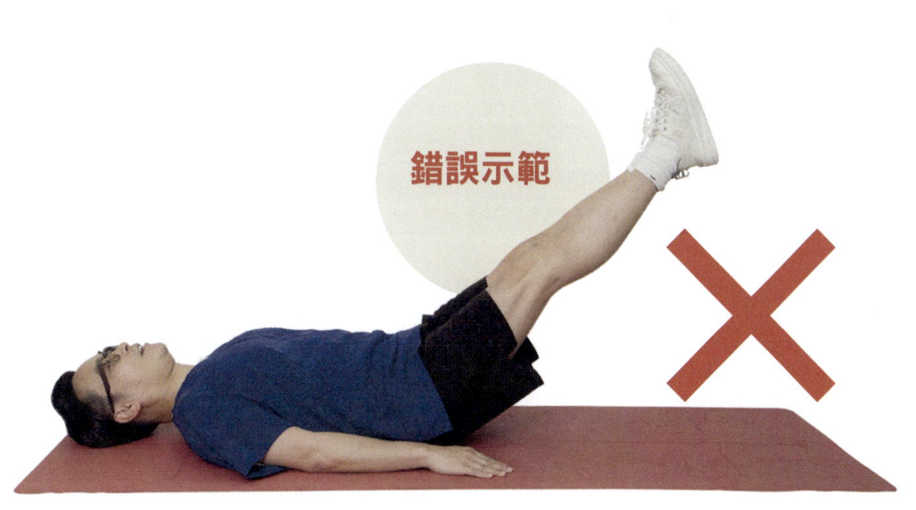

如果有腰骨痛
不妨用手攝住腰部
然後做這個動作

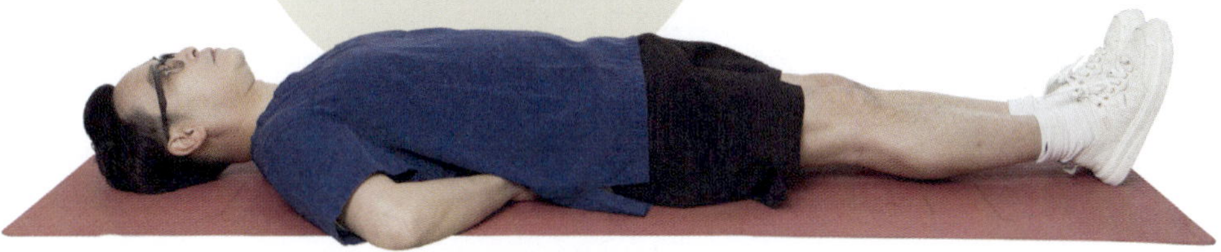

中間休息 30 秒至
90 秒，可以重複
做三組

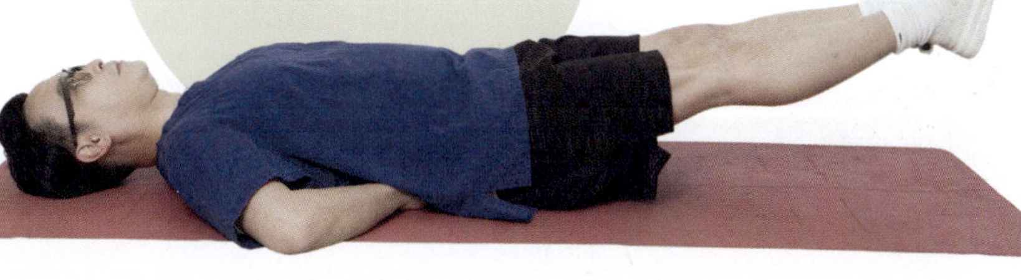

仰臥起坐

這個運動是針對腹肌，做的時候記得要由心口發力，收緊腹肌來做。

1.

躺在瑜伽墊上屈起雙腿

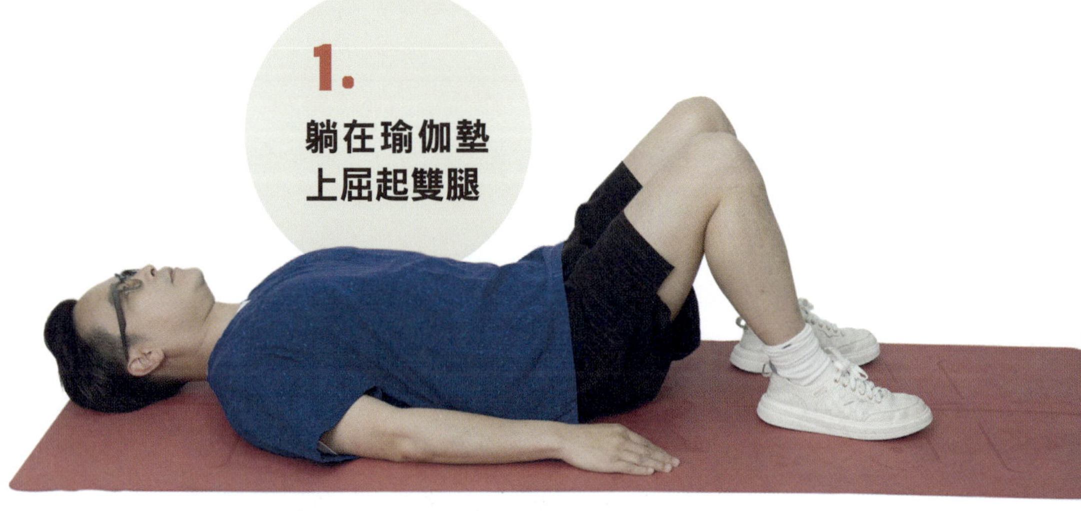

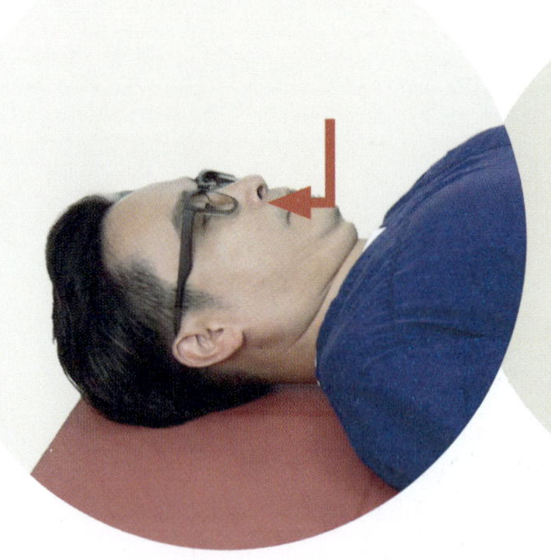

2.

下巴要向胸口做一個小小的 Chin Tuck（收下巴）這樣就不會弄傷頸

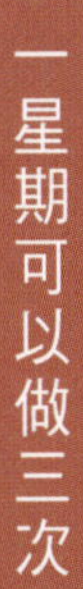

3.

感覺到上腹肌用力
不可以用頸的力量
要用胸口力量
做 20 下

4.

放鬆
休息 30 秒至 90 秒
重複做三組

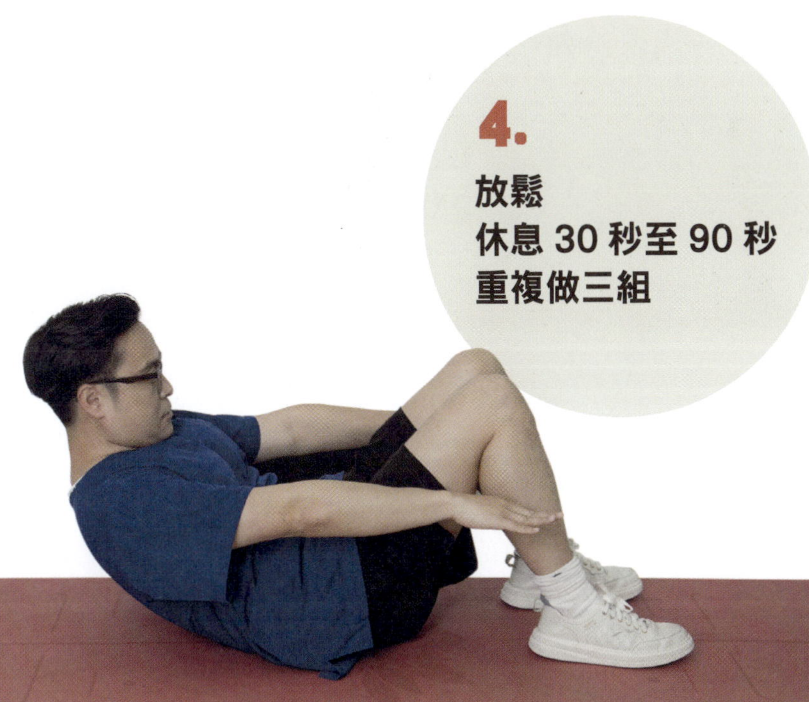

平板支撐

這個運動針對強化背部、腹肌、臀部、腿部，是一個整體的訓練動作。

1.

背部要直
腳趾撐地
手微曲 90 度
眼睛看地面

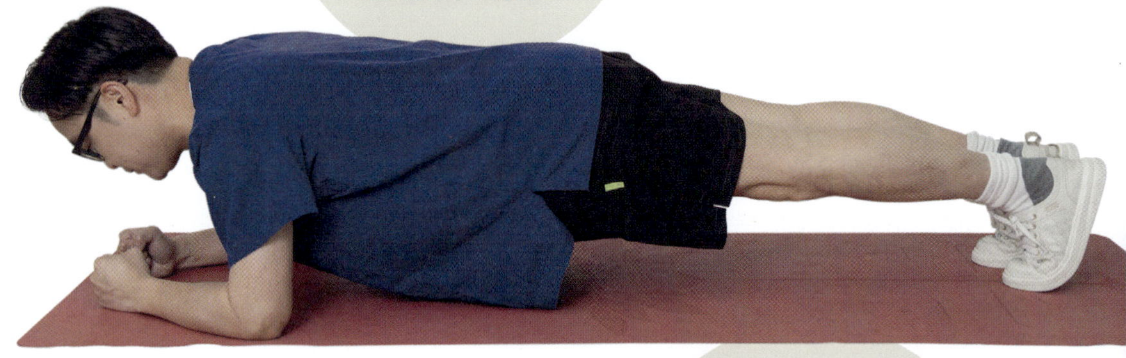

2.

保持着核心肌羣
背部盡量平
看着地上，
數 20 秒，放鬆

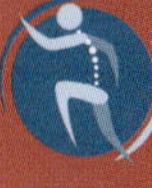

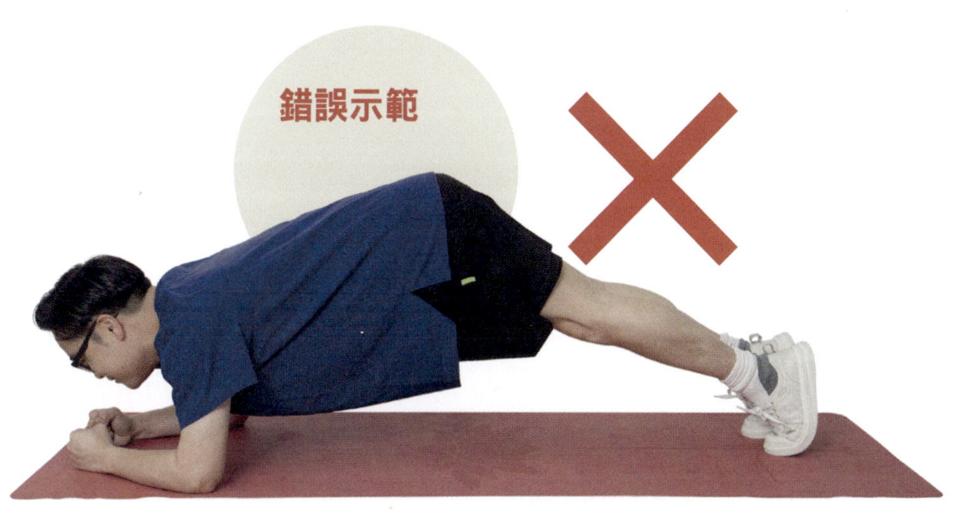

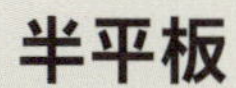

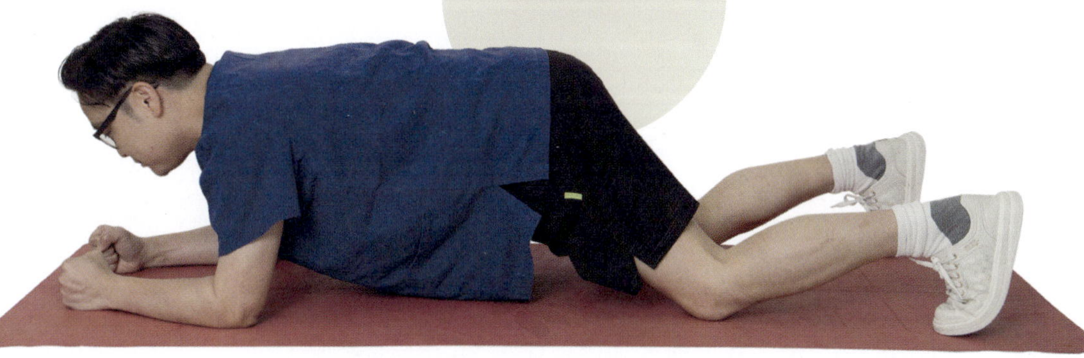

做完 20 秒就休息
30 秒至 90 秒
重複做三組

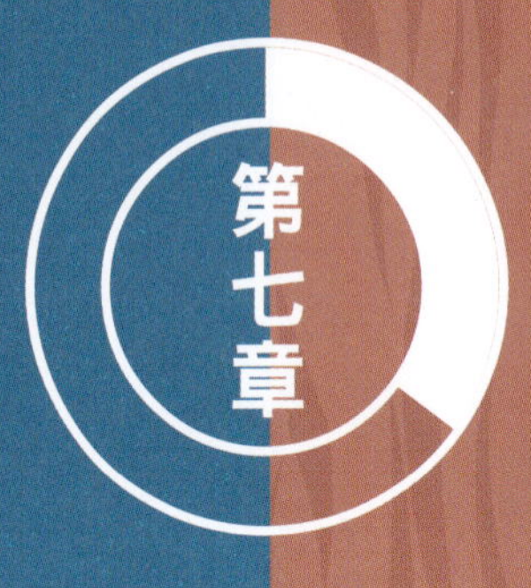

第七章

背部強化運動

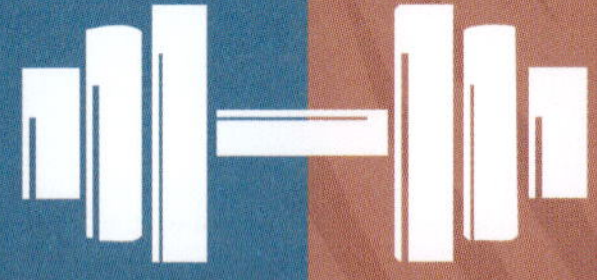

背部強化運動有四個，

目標是改善寒背、

令身體可以挺直。

強化背闊肌

這個運動是針對背闊肌，有助我們拿東西及做家務時不會弄傷。

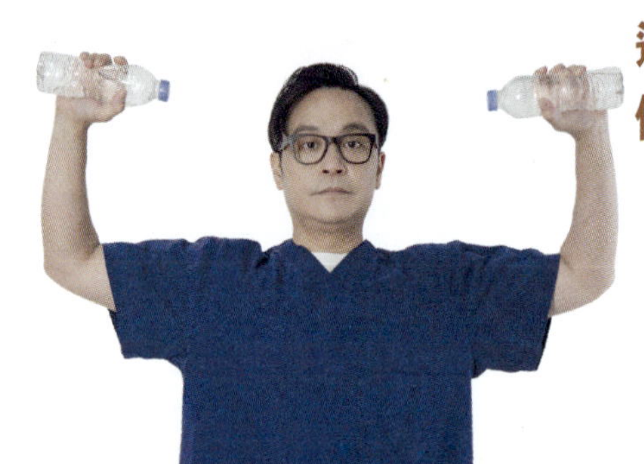

1.

雙手各拿：
500ml 的水樽或一至兩公斤啞鈴

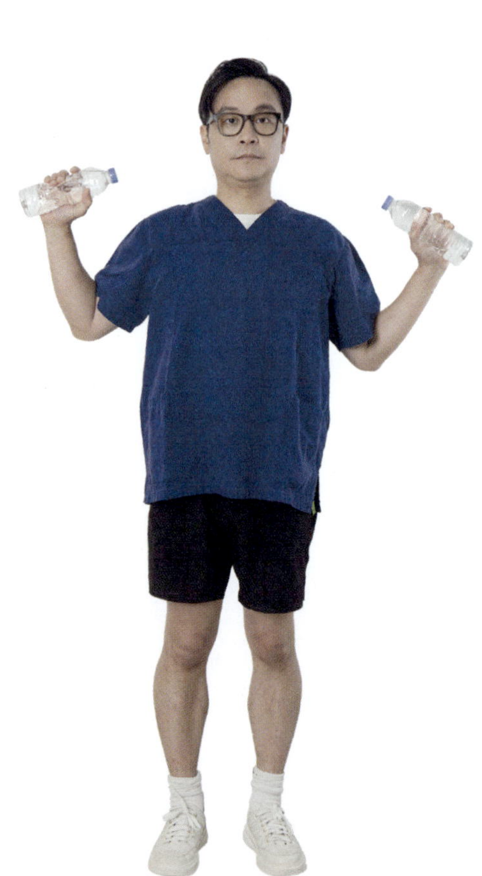

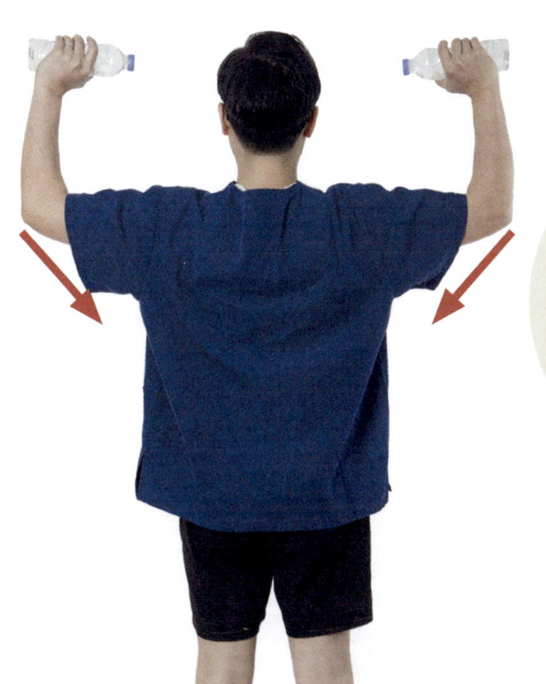

2.
把手肘貼向身體，
做出一個 Y 字
做 20 下

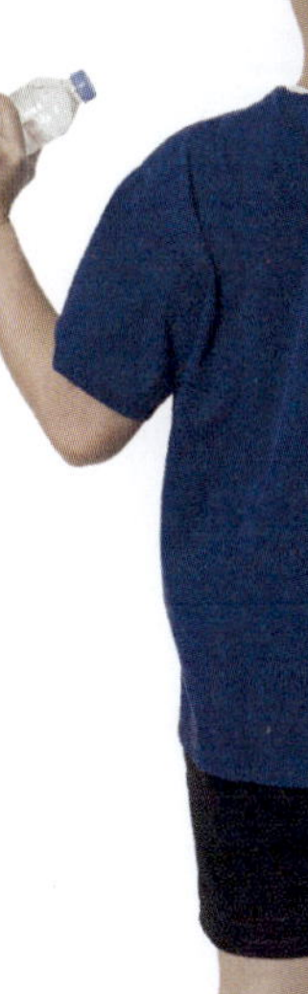

休息 30 秒至 90 秒
然後重複做三組

側身平板

這個運動是針對強化腰方肌、側身肌肉及臀部肌肉。

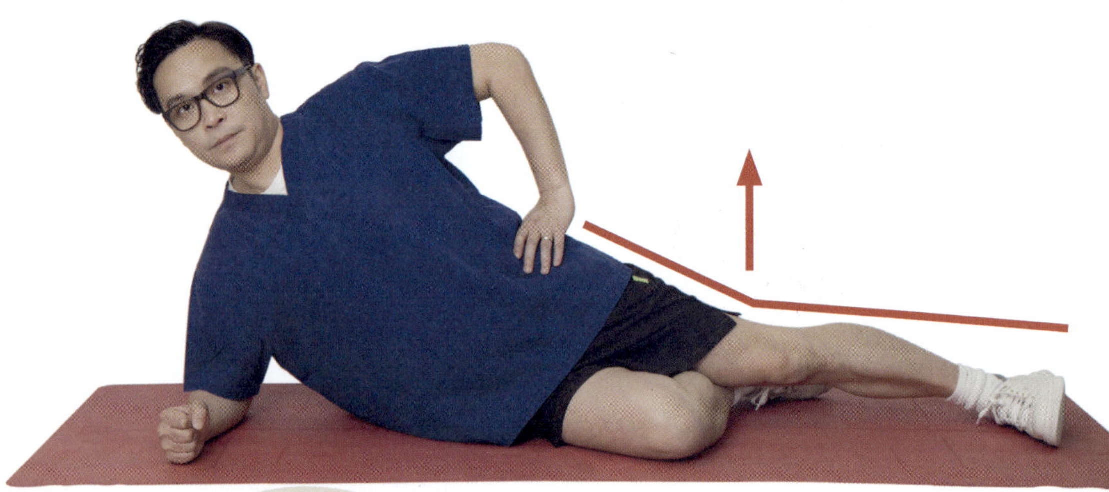

1.

下面的腳彎曲
上面的腳伸直
手可以放在腰上
如果不夠力
手肘借力也可以

2.

然後盡量不要寒背
身挺直
手放在腰上
數 20 秒
放鬆

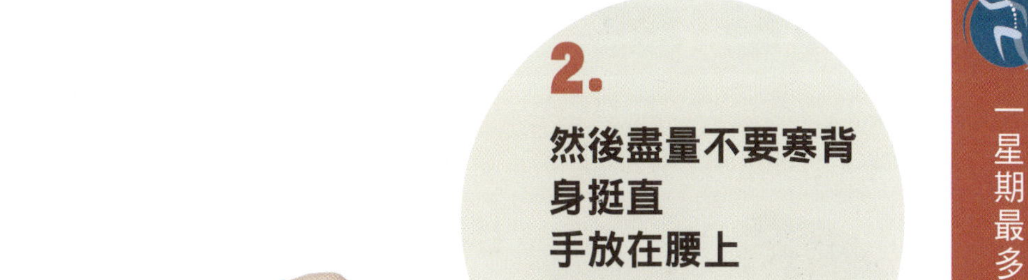

休息 30 秒至 90 秒
重複做多兩組
總共做三組

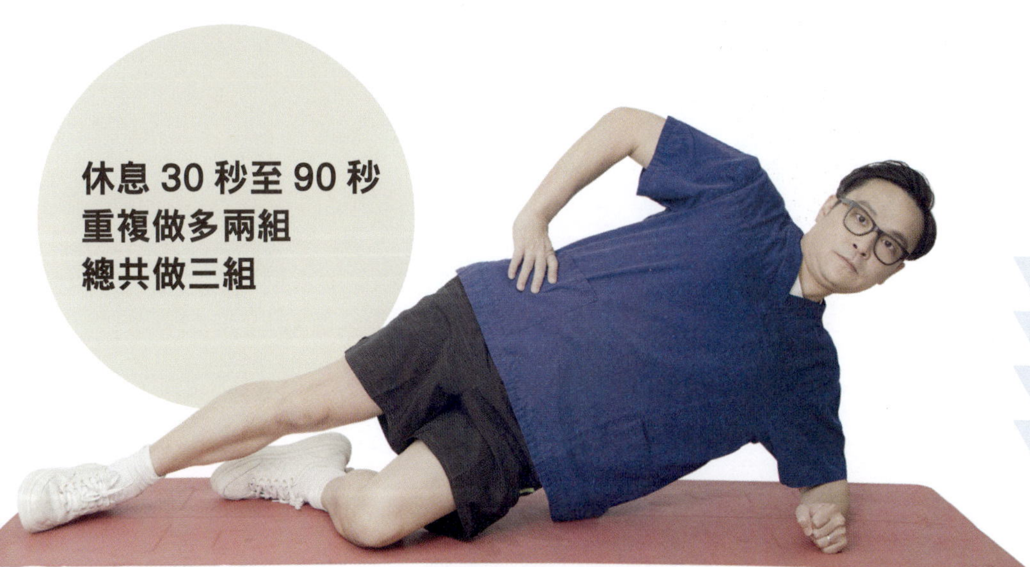

強化菱角肌

這個運動可以令我們身體挺直，肩胛有力，防止背痛及肩膊痛。

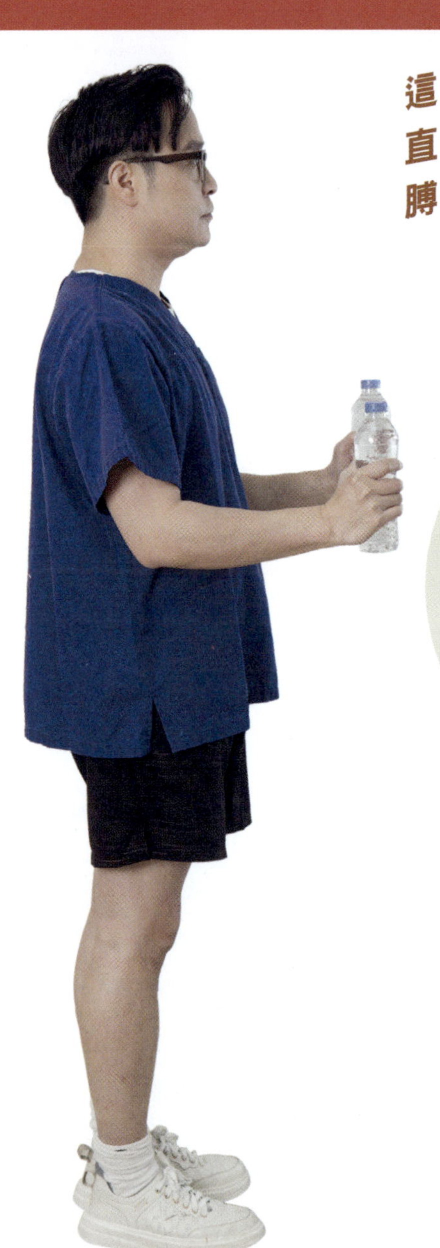

1.

拿兩個 500ml 的水樽挺胸

2.
如果水樽太輕的話
就可以用一至二公
斤的啞鈴

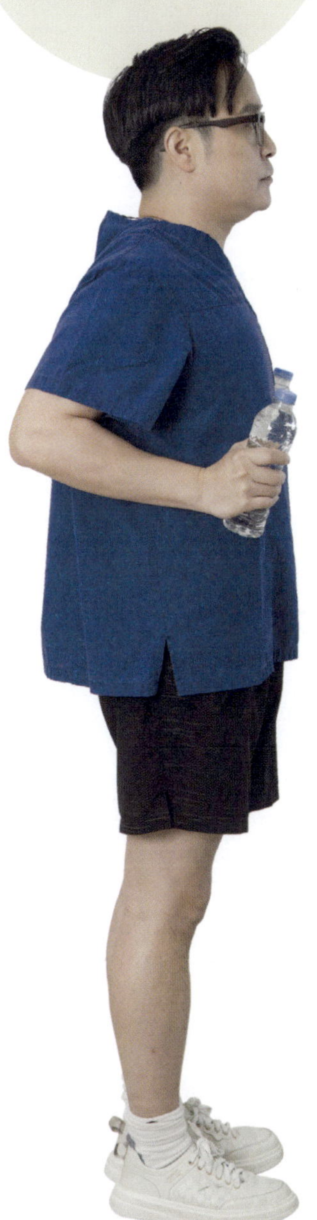

3.
雙手向後
做 20 下

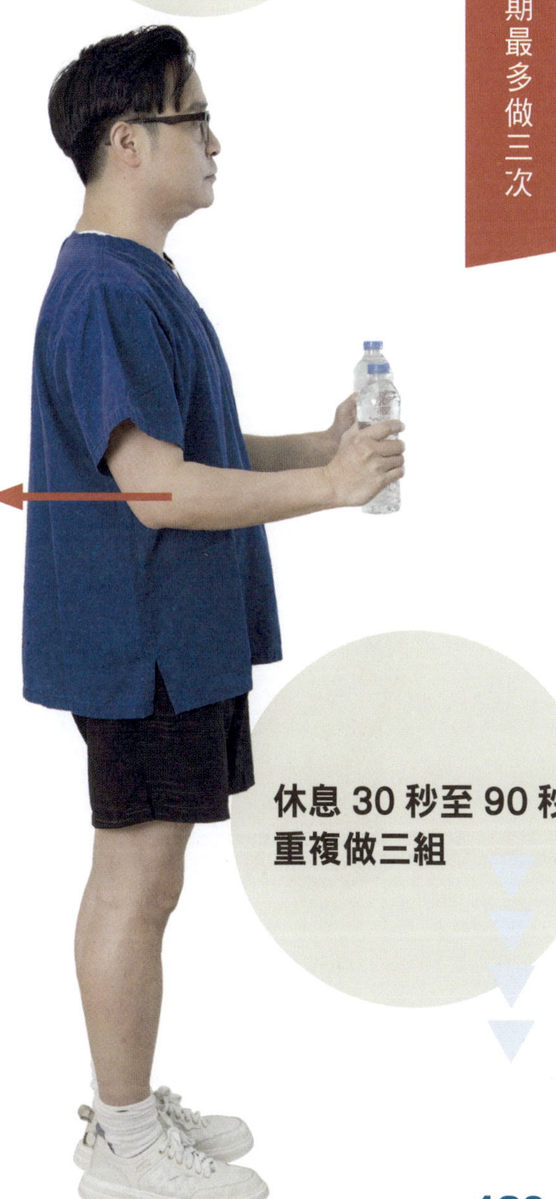

休息 30 秒至 90 秒
重複做三組

強化腰方肌

腰方肌是連接肋骨及盆骨，強化這塊肌肉可以有助我們走路時更有力。

1.

先站直
用較重的啞鈴
效果會比較明顯

2.
左手拿着啞鈴
慢慢垂下
右手向上拉
（隨着肩膊移動）

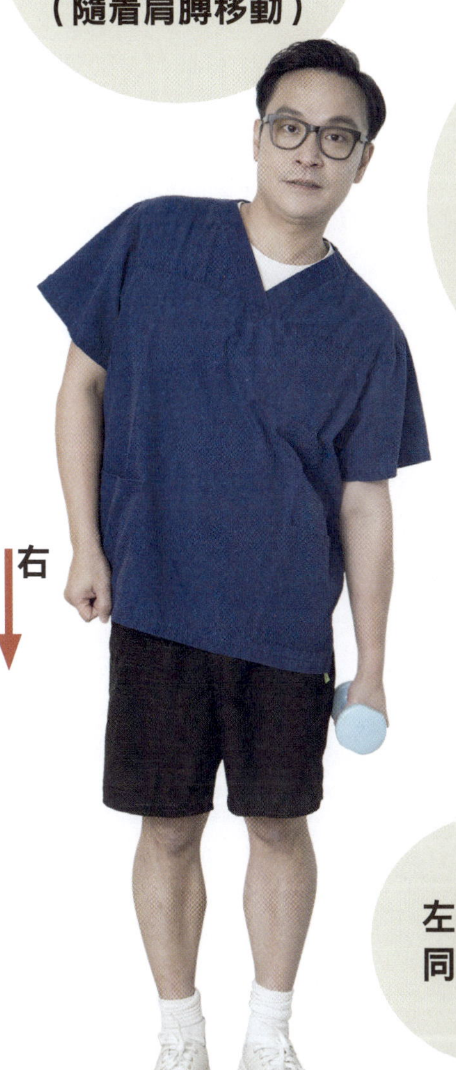

3.
用右邊腰方肌力
量向下拉
肩膀要放鬆
做 20 下

可以休息 30 秒
至 90 秒
兩邊重複做三組

左右兩邊
同樣做法

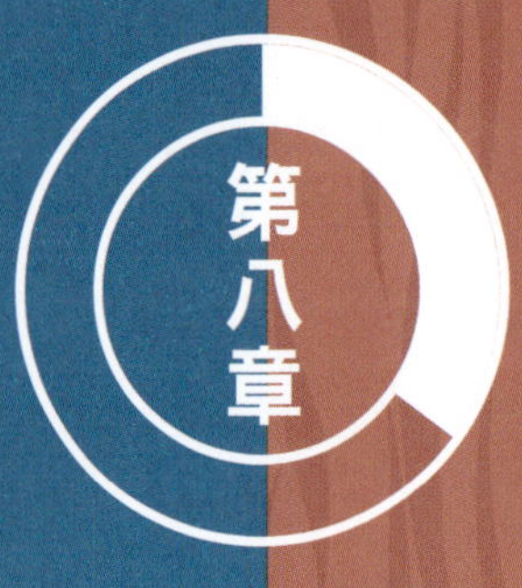

肩膊強化運動

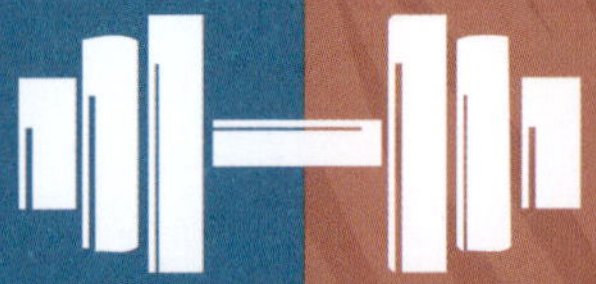

日常生活中都需要用
我們的肩膊肌肉
來拿東西及做家務。
所以強化肩膊是必要的！

強化旋轉肌群

旋轉肌群是由四塊肌肉組成，強化他們便讓我們伸手拿東西、拗背脊、梳頭、煮飯及打掃更得心應手。

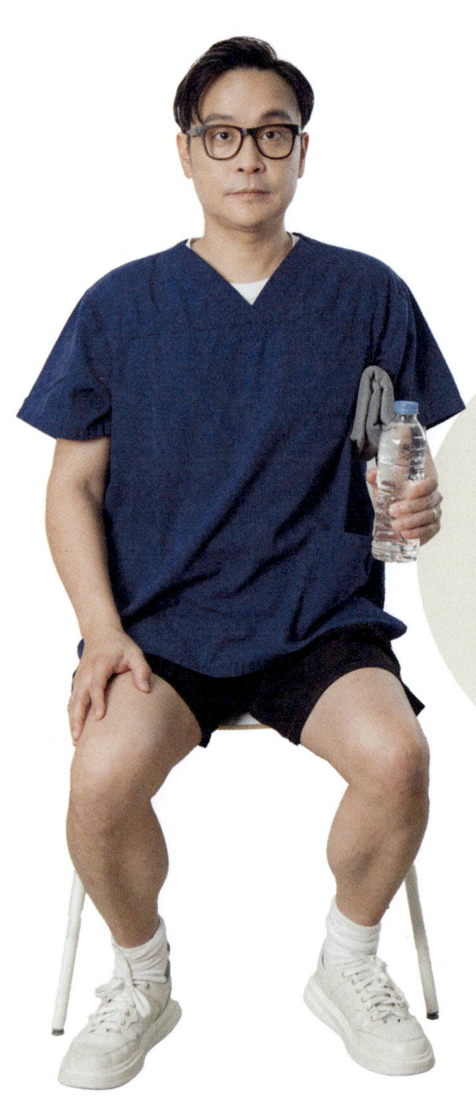

1.

左手拿一條毛巾
夾在腋下
再拿着 500ml 的
水樽

2.

毛巾依舊夾住腋下
左手然後向外
每邊 20 下

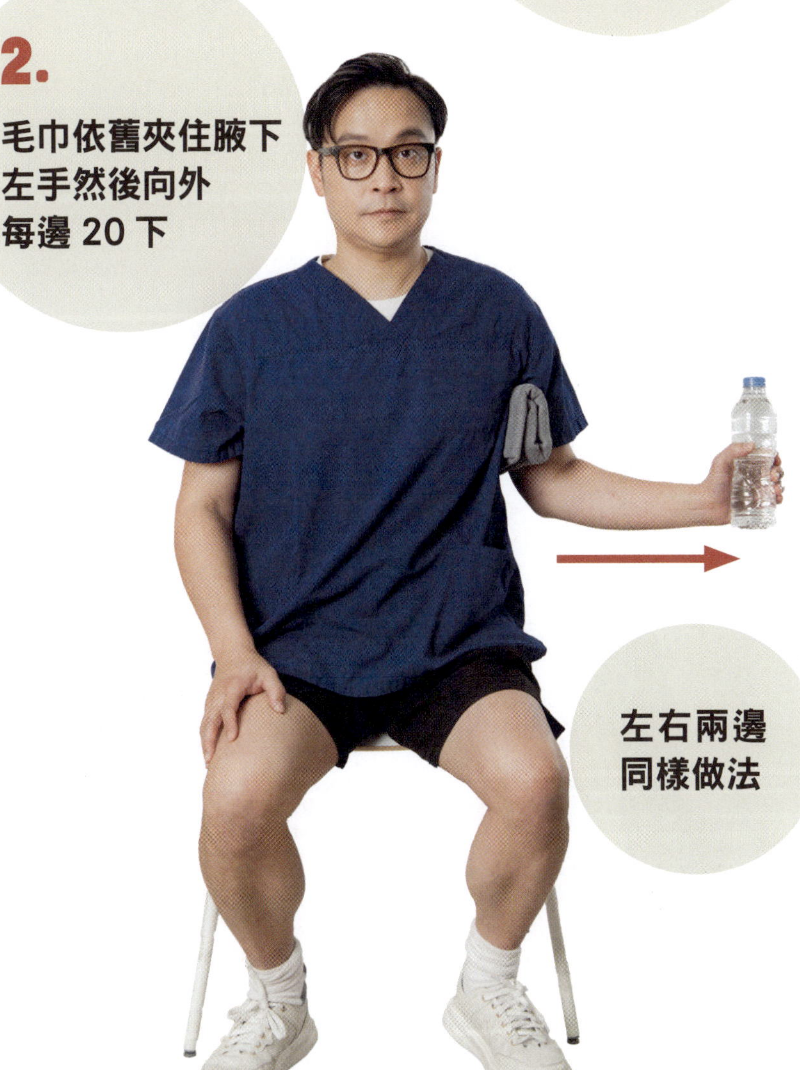

左右兩邊
同樣做法

休息 30 秒至 90 秒
重複做三組

強化肩胛肌

強化肩胛肌肉可以幫助我們防止肩周炎及減少搬重的物件時受傷。

1.

拿着水樽
做的時候手要直
千萬不要屈曲
要順着轉

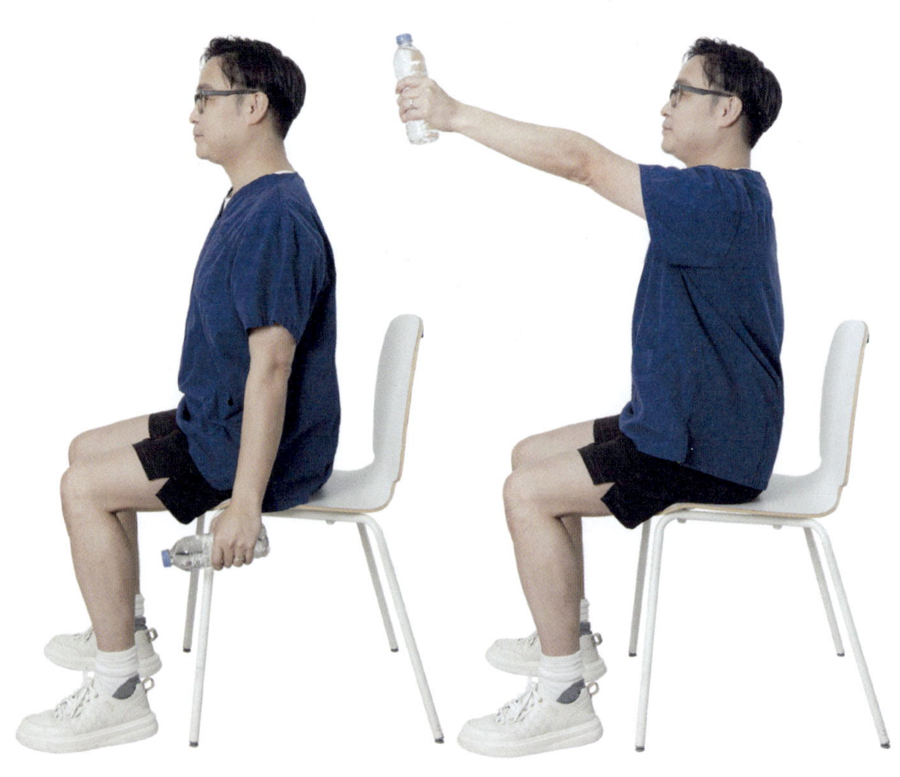

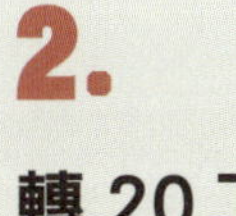

轉 20 下

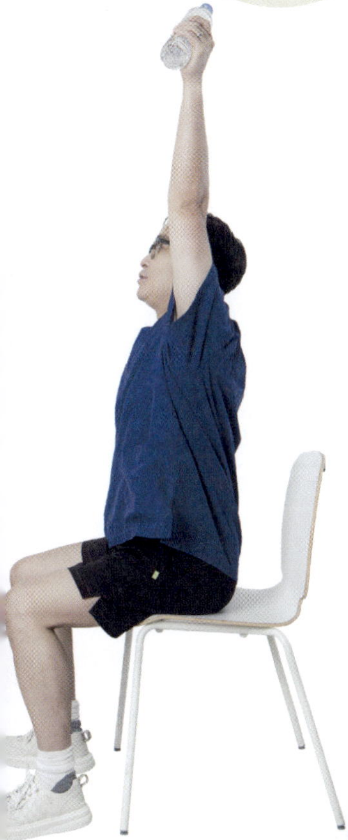

3.

放鬆
休息 30 秒
至 90 秒
重複做三組

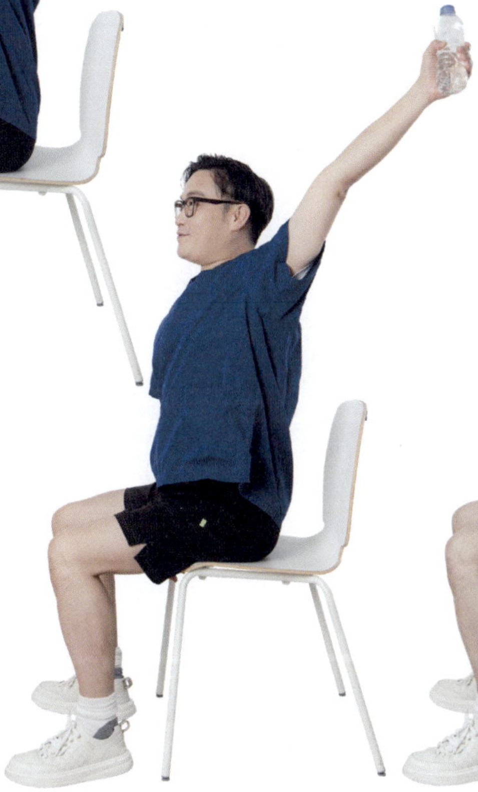

左右兩邊
同樣做法

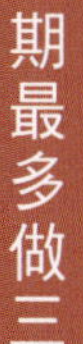

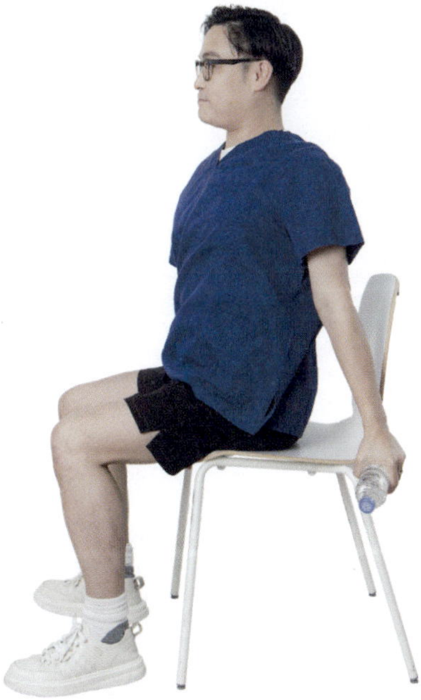

一星期最多做三次

三方向強化三角肌

三角肌分為前，外側及後肌肉。所以要三個方向做運動才能確保肩膊有力及健康。

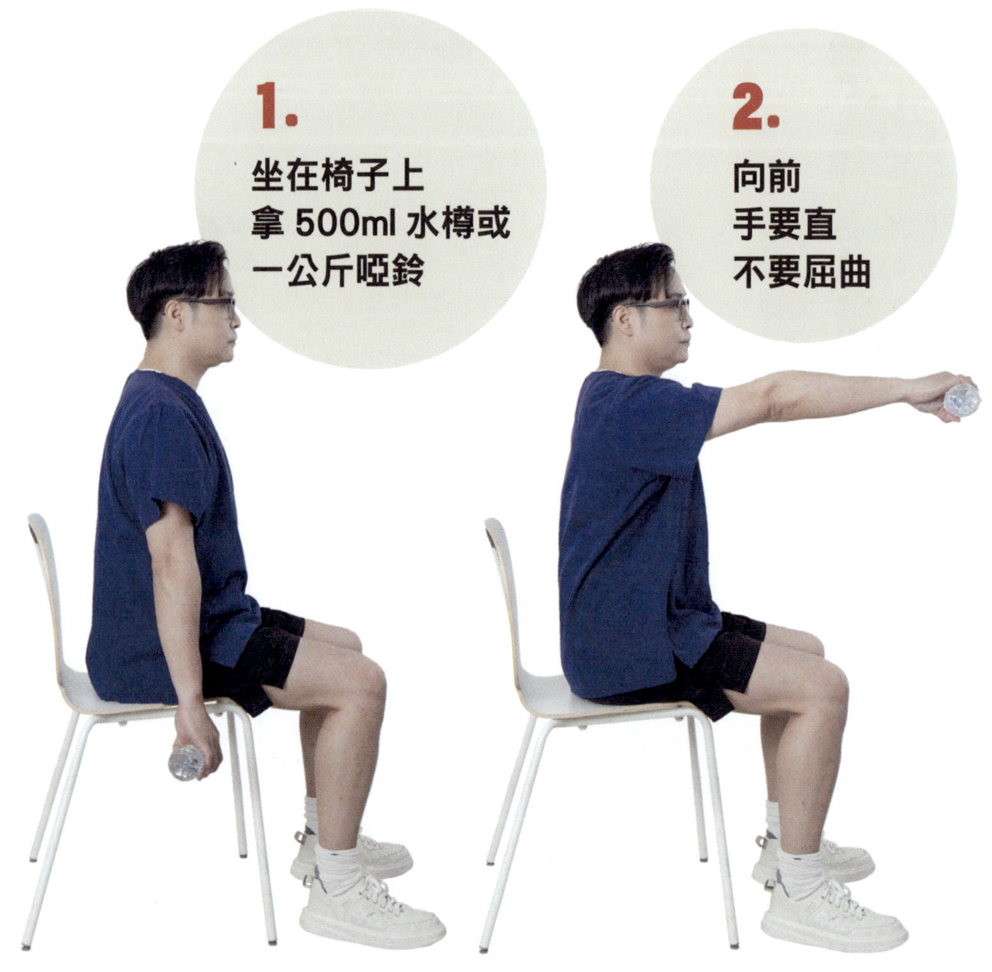

每一個方位
做 10 下

上的時候就呼氣
下的時候就吸氣

休息
30 秒至 90 秒
重複做三組

3.

向外
手要直
不要屈曲

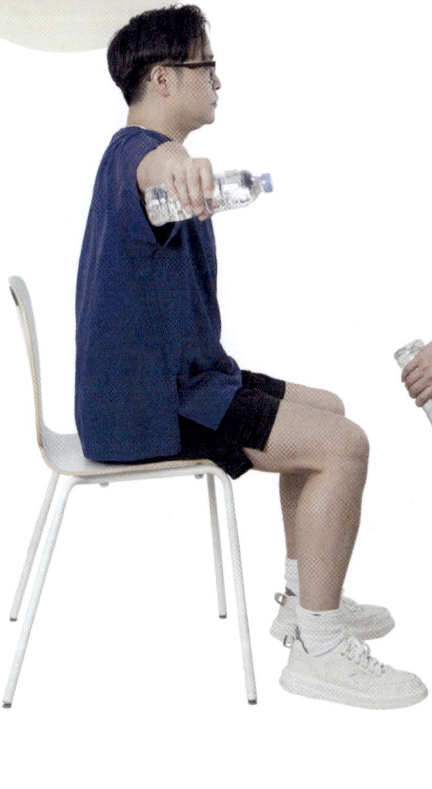

4.

向後
手要直
不要屈曲

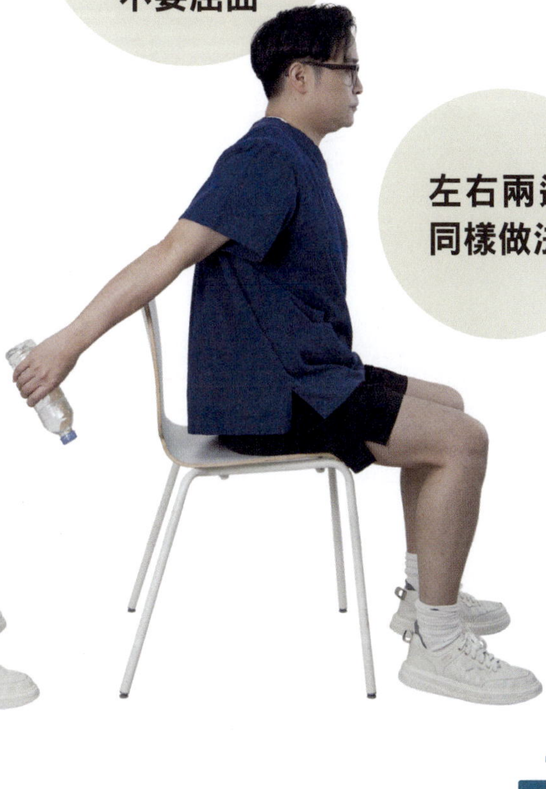

左右兩邊
同樣做法

強化上斜方肌

上斜方肌是連接頸部及肩膊的重要肌肉。其實斜方肌有分上中下，但一般來說肩膊痛及頸痛都是上斜方肌過緊及過弱而產生。

1.

拿兩個
500ml 的水樽
站直

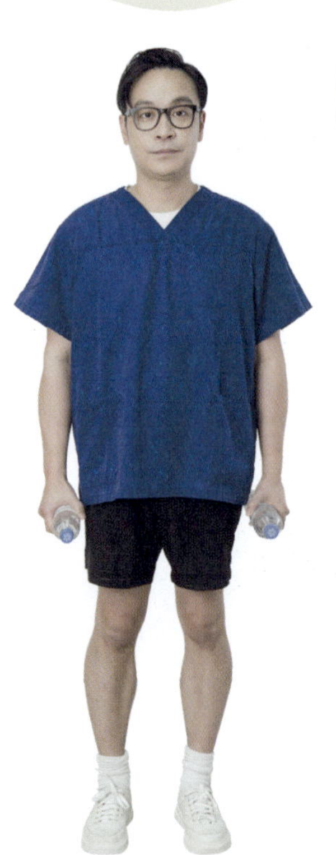

2.

膊頭向上
膊頭向後
做 20 下

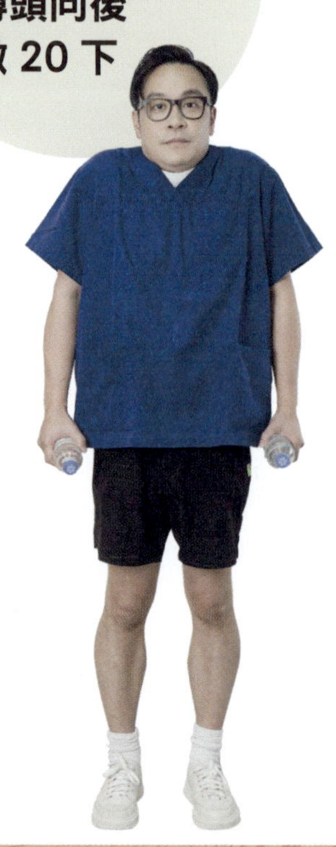

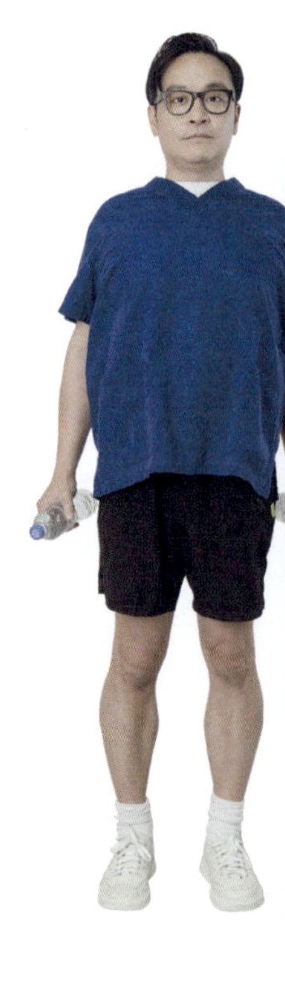

如果兩個水樽太輕，可以拿一或兩公斤的啞鈴做 20 下

3.

休息 30 秒至 90 秒
重複做三組
一天最多做三次

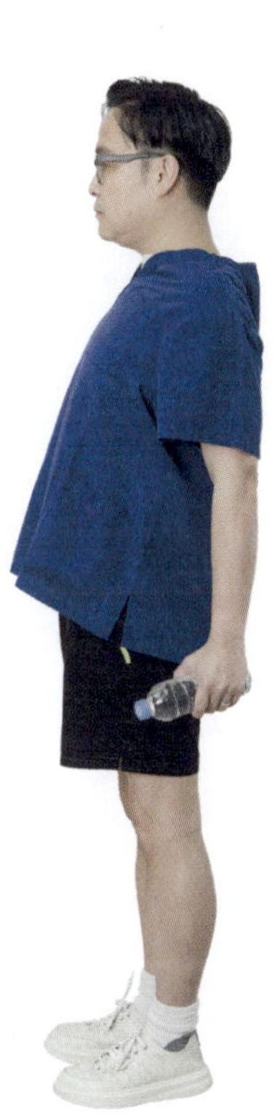

錯誤示範

大家記住做的時候手要直不要屈曲

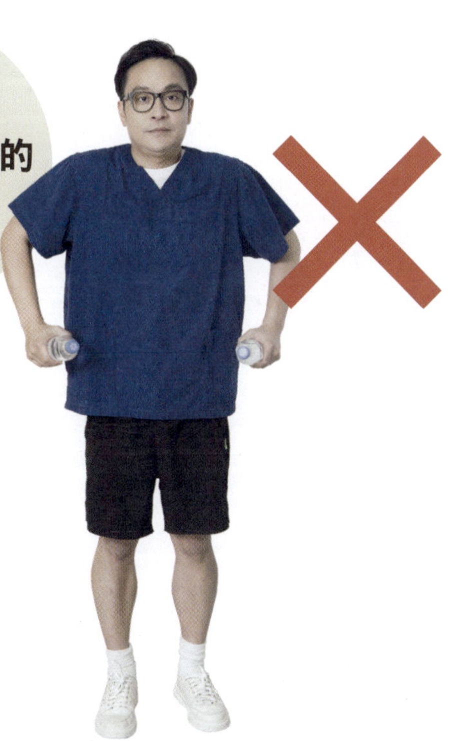

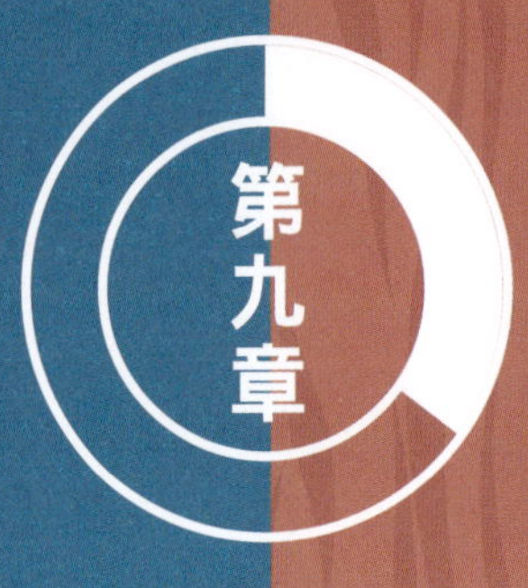

手部強化運動

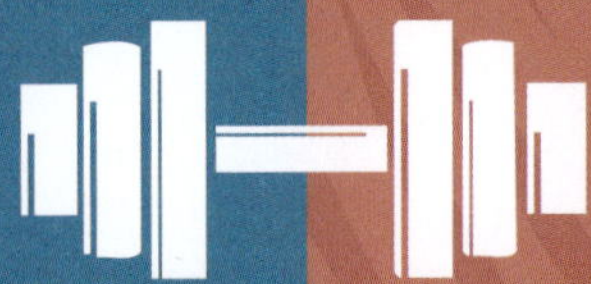

手部肌肉包括手腕肌、手指肌、

前臂肌及手臂肌肉。

這四個簡單強化運動有助減少

因長期用電腦、

手機或做家務而產生的痛楚。

手緊握按摩球

這個運動是針對強化手指力，手指有力自然拿着很重的餸都沒有問題。

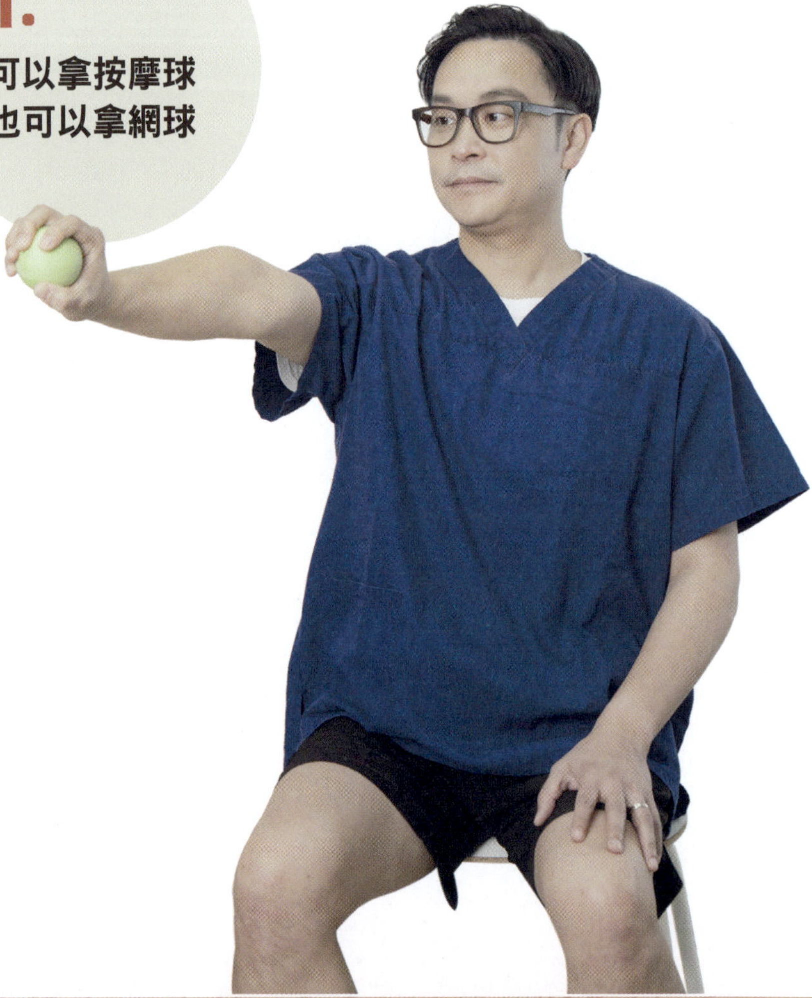

1.

可以拿按摩球
也可以拿網球

2.

手握緊球，
每隻手做 20 下

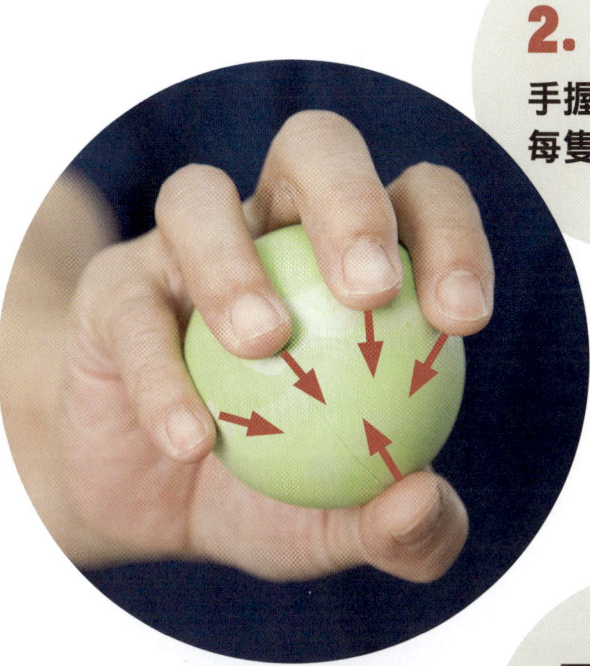

可以休息 30 秒
至 90 秒
重複做三組

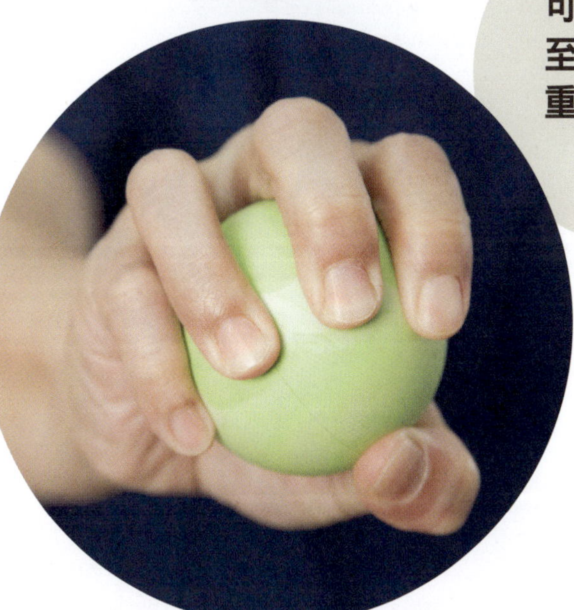

水樽強化二頭肌

二頭肌即是我們常說的老鼠仔，它讓我們可以屈曲前手臂，這塊肌肉越發達，我們手受傷的機會也會減少。

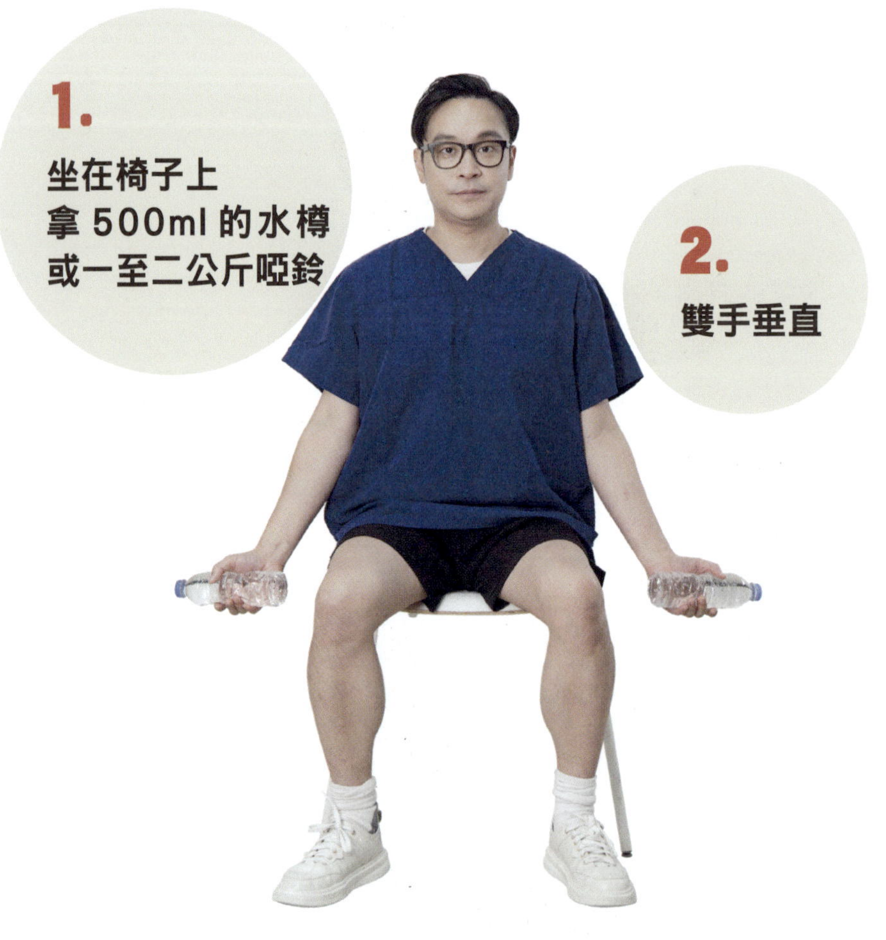

1.
坐在椅子上
拿 500ml 的水樽
或一至二公斤啞鈴

2.
雙手垂直

做 20 下
慢一點來做
休息 30 秒
至 90 秒
重複做三組

3.
上的時候就呼氣

4.
下的時候就吸氣

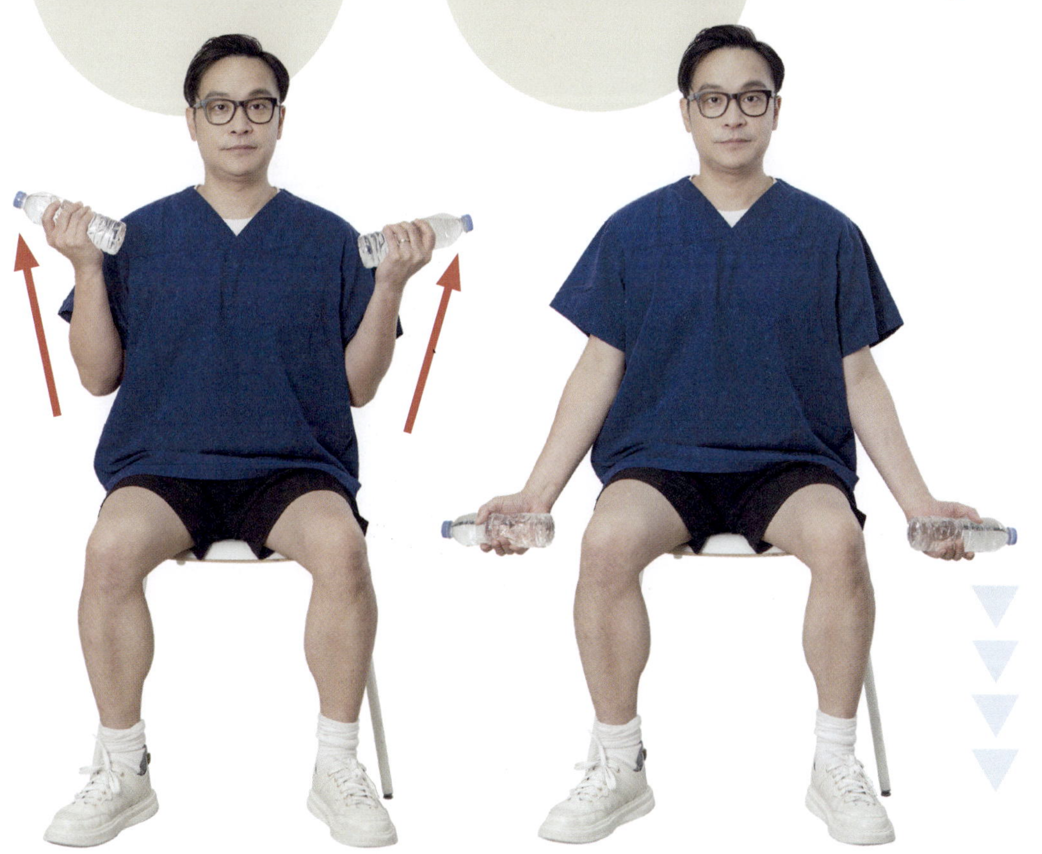

水樽強化三頭肌

三頭肌是手臂後邊的肌肉，隨着年紀大，這塊肌肉會慢慢流失，變成我們常說的拜拜肉。每日拖地、吸塵、推門都要用這塊肌肉。

1.

坐在椅子上
拿着 500ml 的水樽
或一至二公斤啞鈴

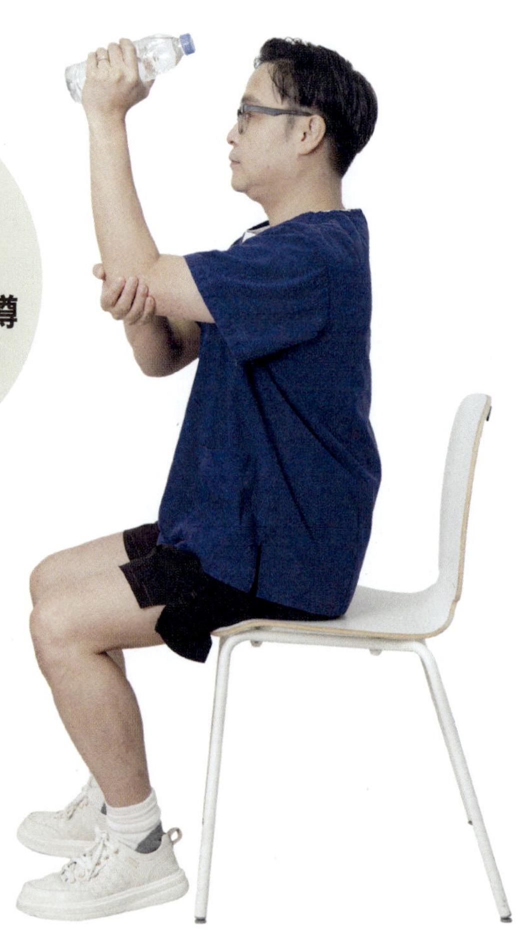

中間休息 30 秒
至 90 秒
重複做三組

2.

右手握着左手手肘，左手向前伸，做 20 下

左右兩邊
同樣做法

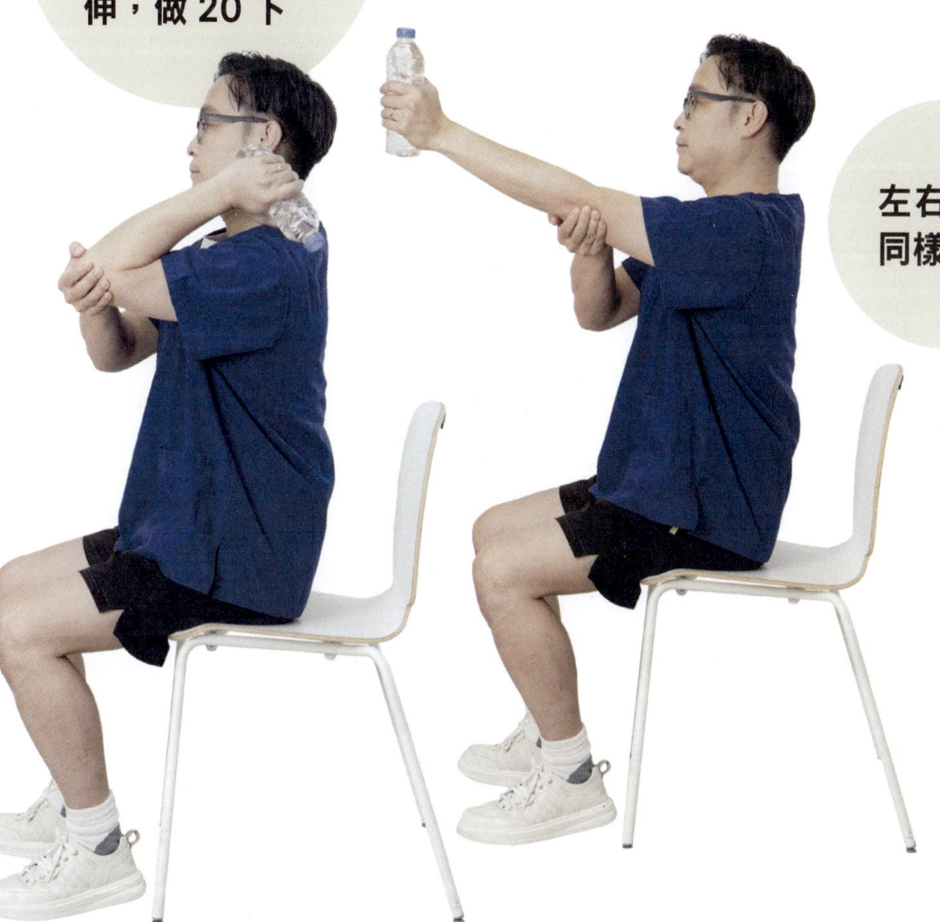

水樽強化手腕肌

手腕肌肉強化可以避免手腕痛，減少發生腕管道綜合症。

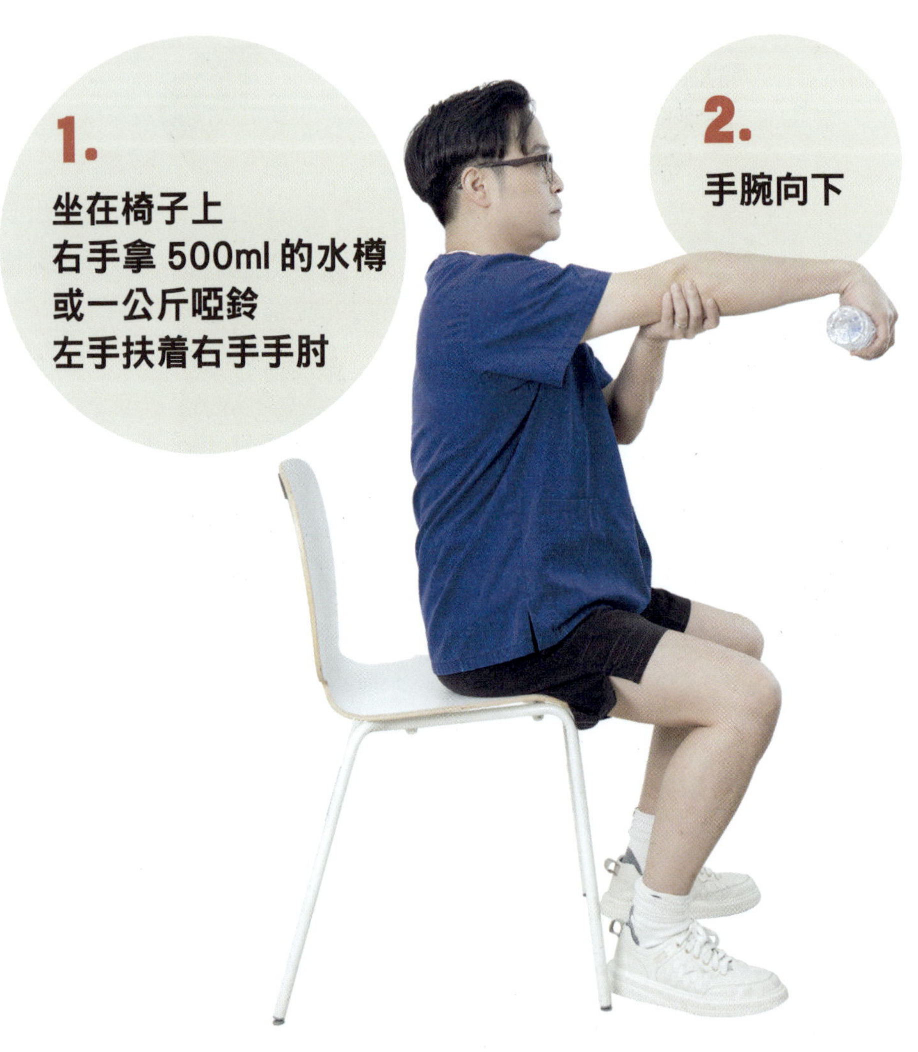

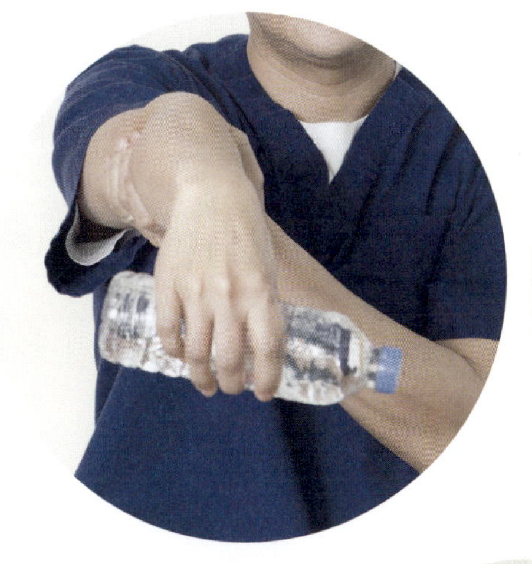

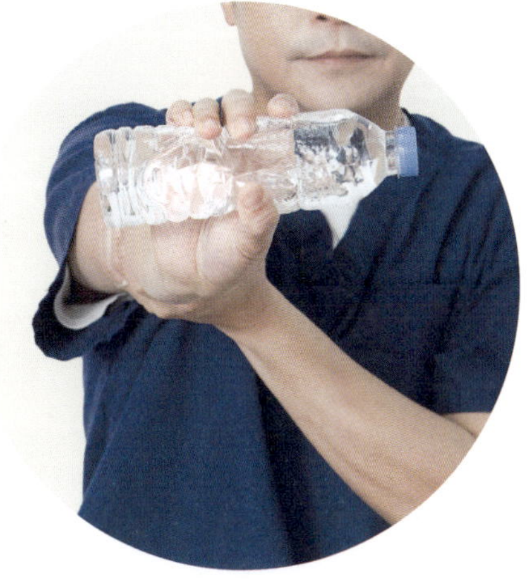

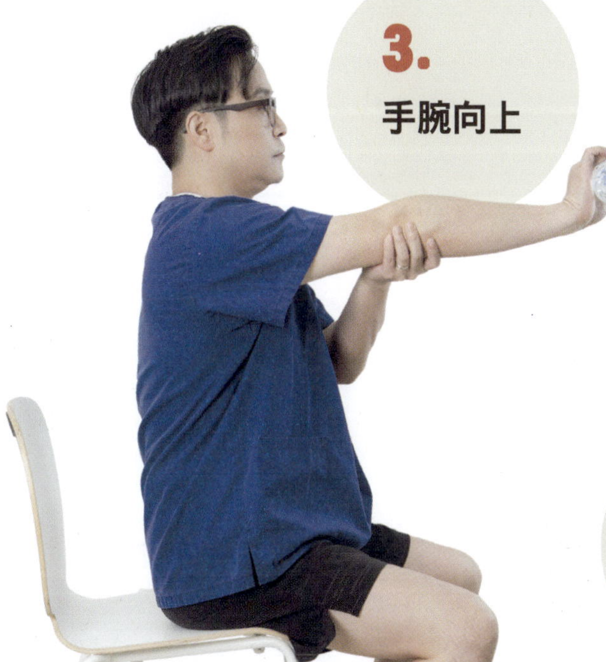

3.

手腕向上

4.

上下
做 20 下

左右兩邊
同樣做法

進階版

1.

雙手手腕向下，
然後向上

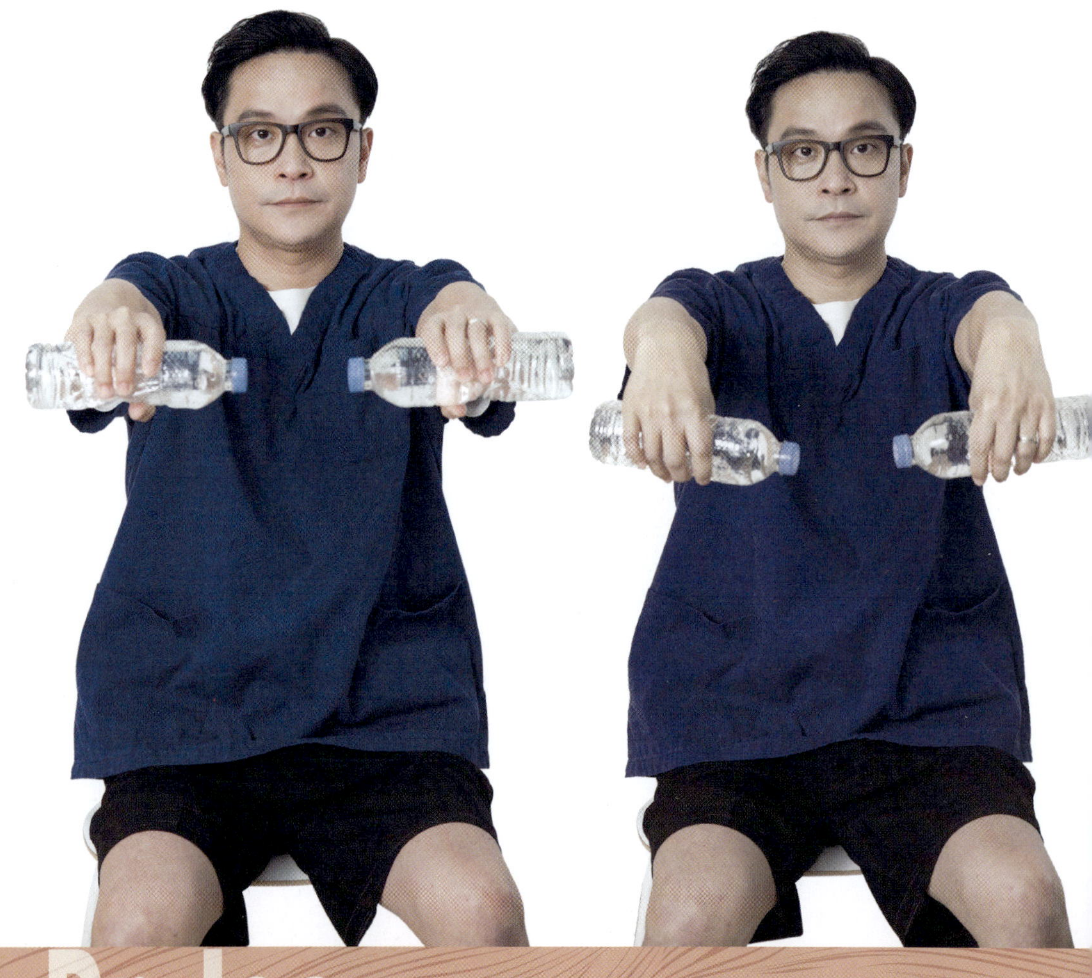

2.
上下
做 20 下

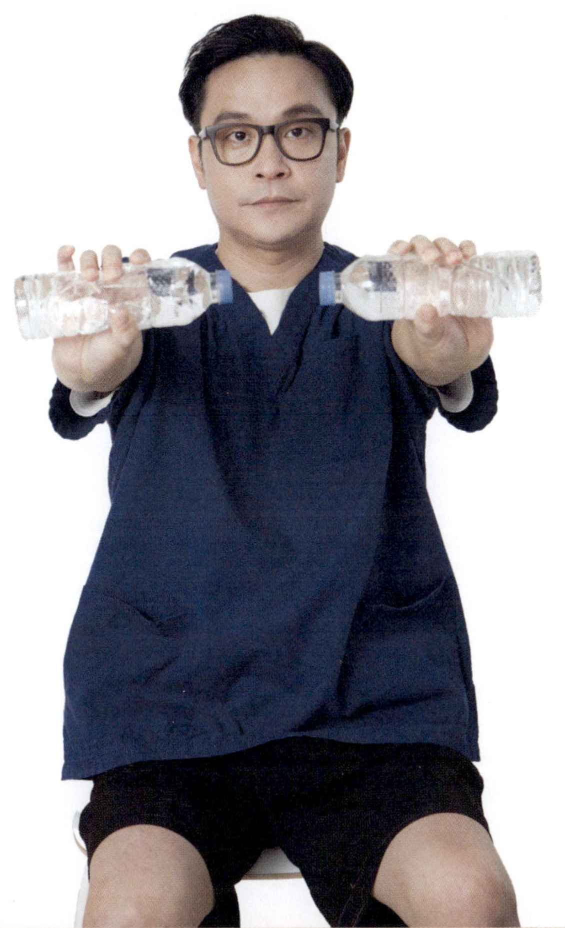

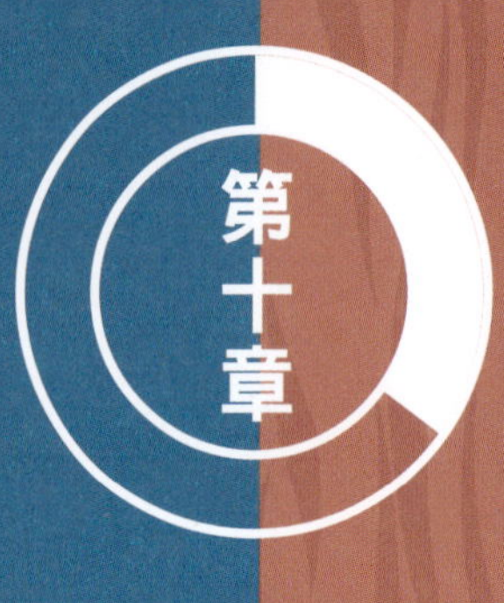

日常生活功能性訓練運動

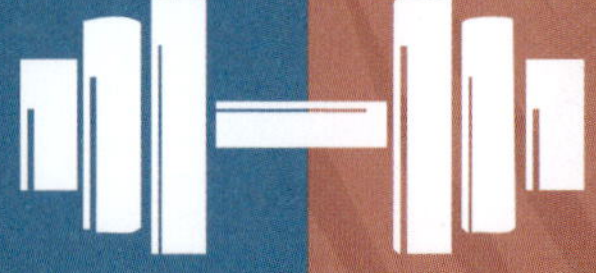

這五個功能性運動是針對我們日常生活，

例如買完餸拿着東西上巴士

或拿着重的物件然後放在櫃上面。

目標是鍛鍊及強化不同組別的肌肉，

讓我們生活更健康，遠離痛症。

踏腳提起

這個強化運動主要鍛鍊股四頭肌及臀部肌肉。坐低起身便會更有力。

1.

手垂直，拿着 500ml 的水樽或一公斤啞鈴

2.

左腳在前面
右腳在後面

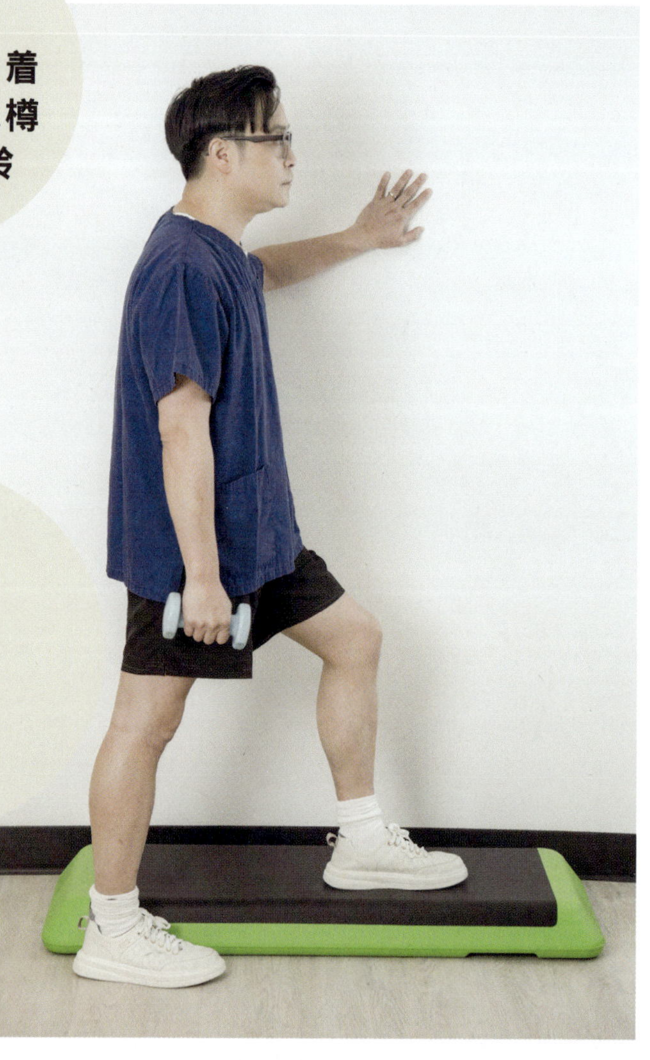

3.

然後微微屈曲右膝
身體挺直
不要寒背

4.

右腳上下踏步
做 25 下

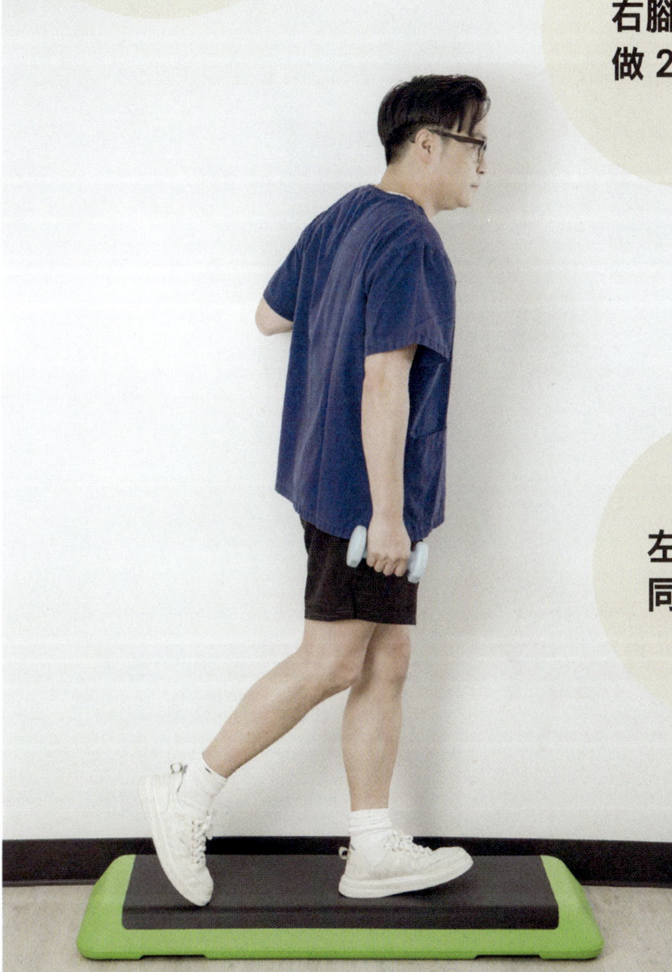

左右腳互換，
同樣做法。

八字腳提腿

這個運動是針對腳趾內側的肌肉及小腿肌肉。多做這個運動可以防止跌倒。

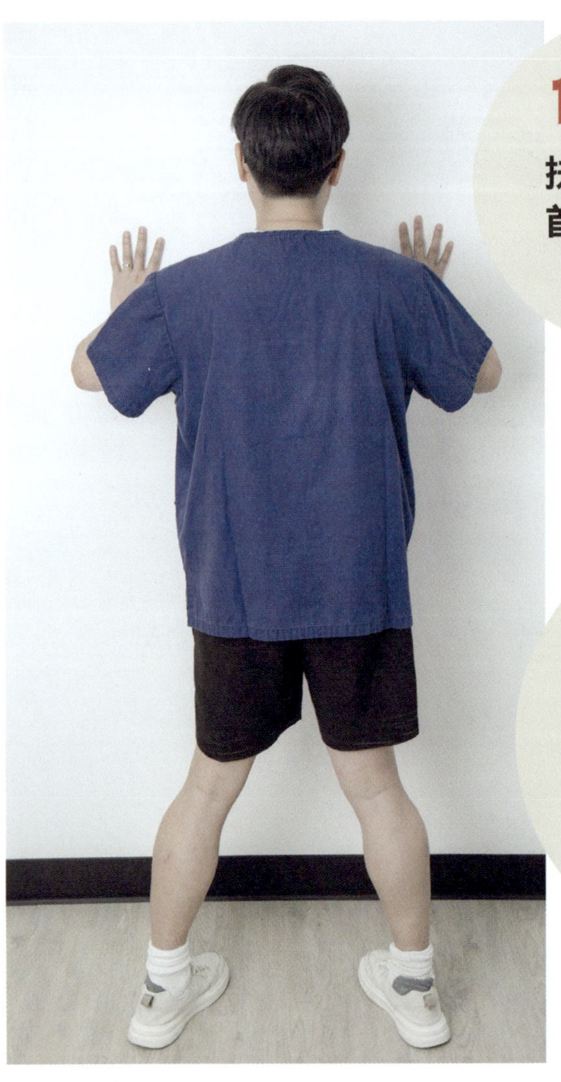

1.

扶着牆
首先腳要直的

2.

針對腳趾的肌肉
我們要腳趾向內
所以有少少八字腳
之後，提起腳踭
做 30 下

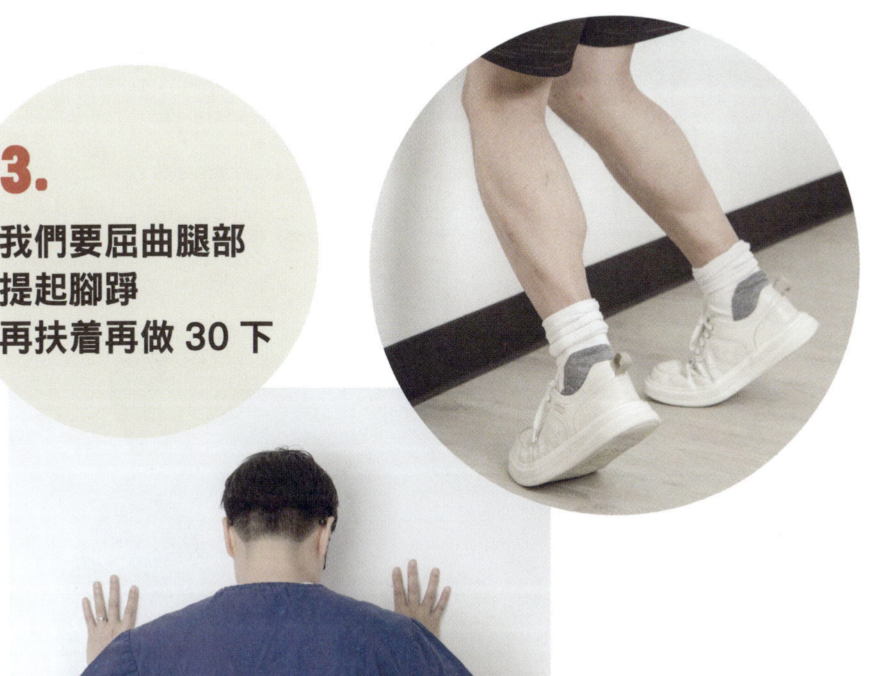

3.

我們要屈曲腿部
提起腳踭
再扶着再做 30 下

4.

上的時候呼氣
下來吸氣

休息大約10至30秒

功能性深蹲抬舉

這個是針對我們拿起東西放在櫃上面的動作。這個可以鍛鍊我們的臀部肌肉、肩膊肌肉、手臂肌肉、核心肌群及背肌的運用。

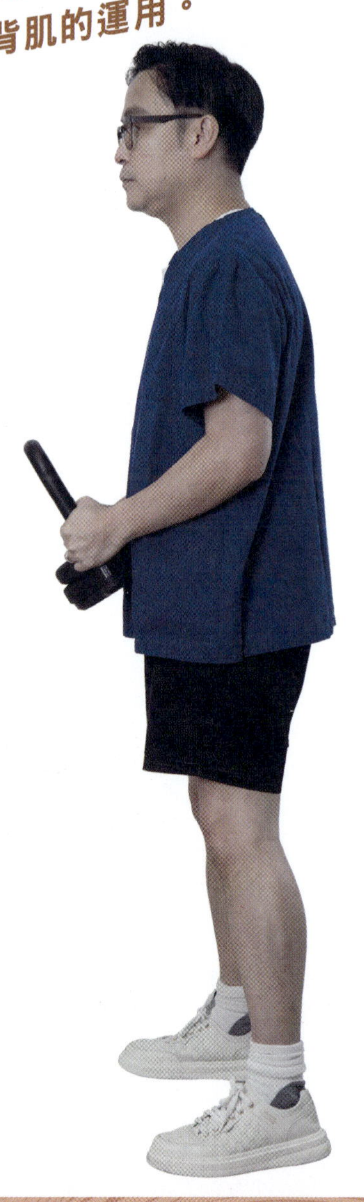

1.

用 500ml 的水樽開始
然後可以用啞鈴

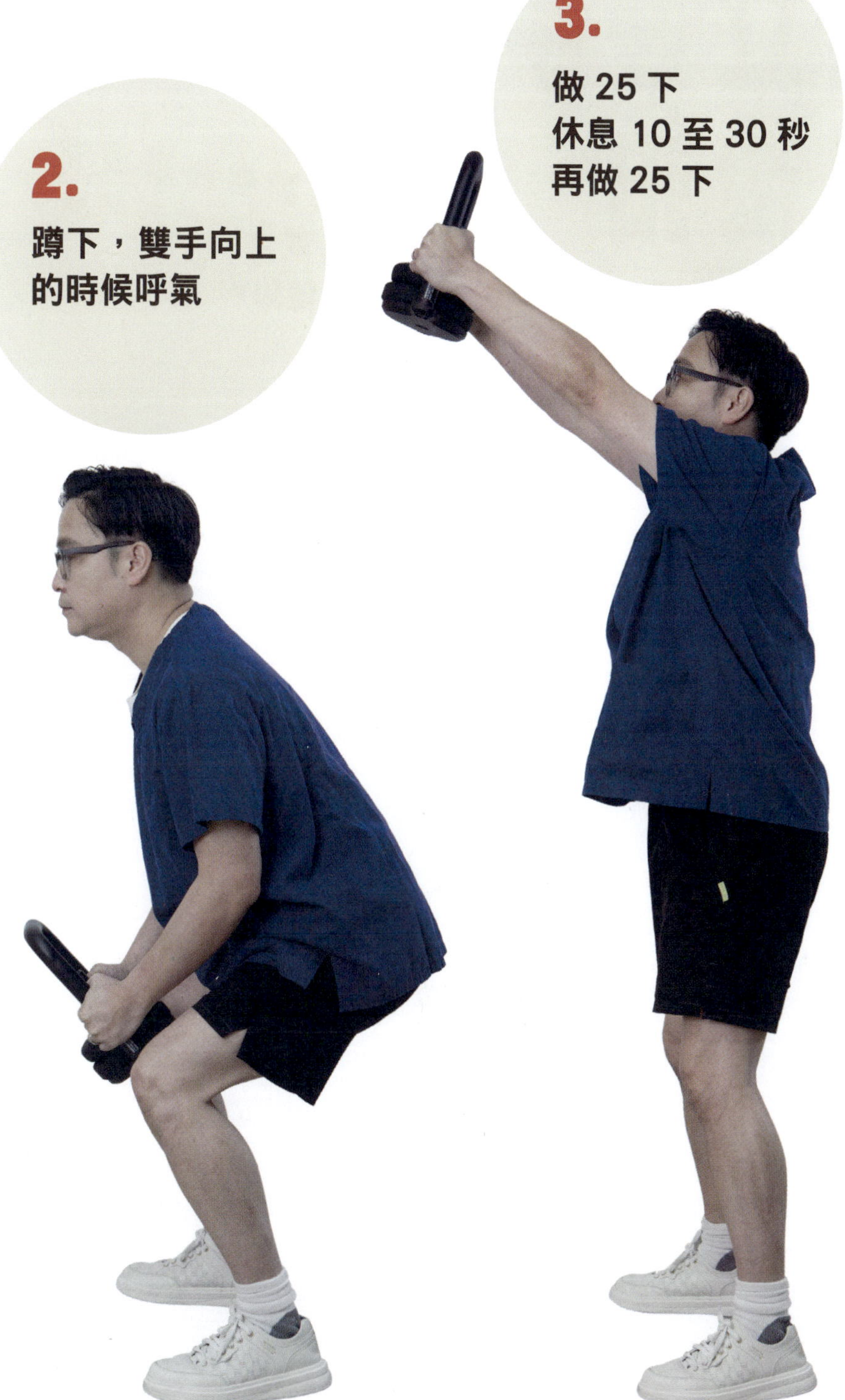

2.

蹲下，雙手向上的時候呼氣

3.

做 25 下
休息 10 至 30 秒
再做 25 下

站立雙手向後拍

這個運動看起來很簡單，其實是強化我們肩膊及手臂肌肉。

1.

首先用橡筋帶或
練力帶
綁在門柄上

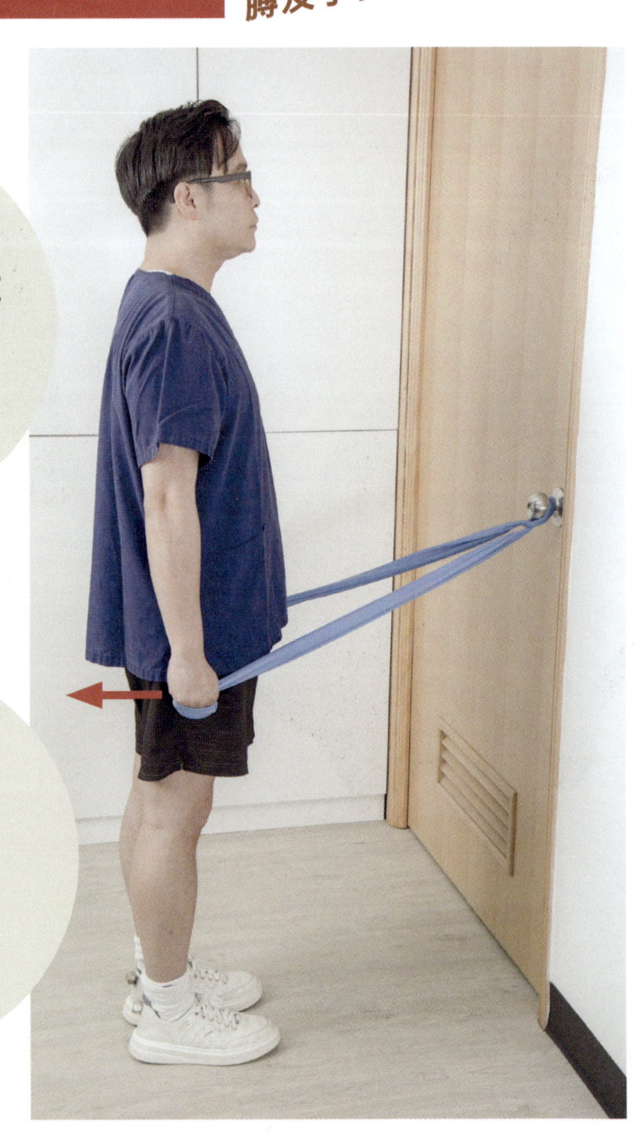

2.

站着
垂直一手
不要太前
一定要和腳平排

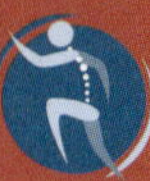

3.

要挺直
向後拉的時候要呼氣
試做 60 下

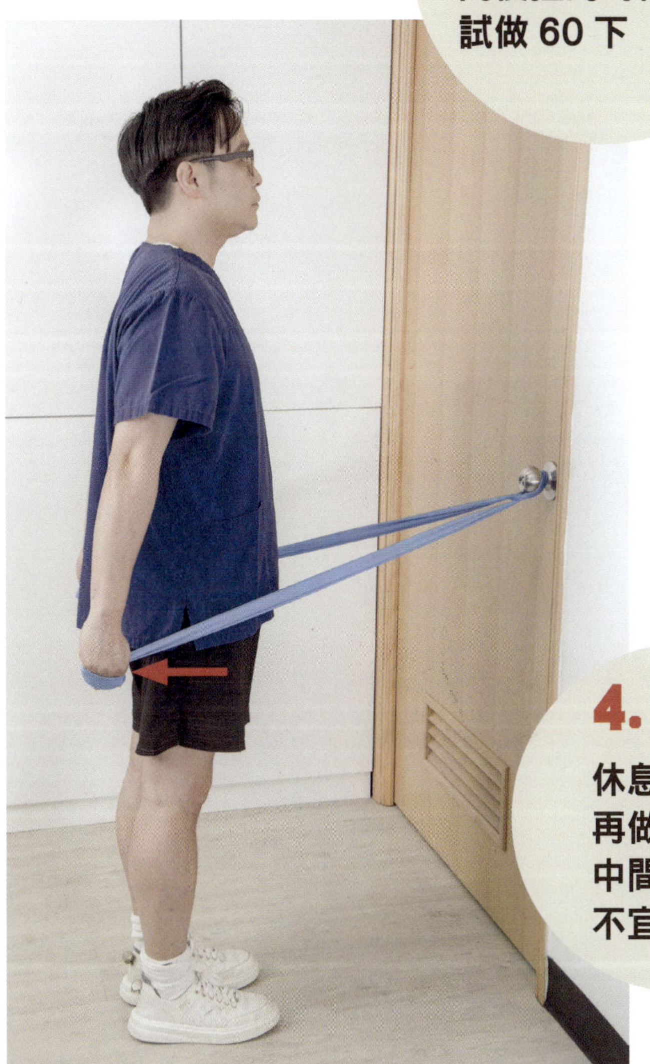

4.

休息 30 秒
再做 12 下
中間休息時間
不宜太長

站立雙手上下擺動

這個運動是針對強化核心肌肉及內收肌群。當手向上向下移動時，內收肌群及核心肌肉一定要鎖緊才可以防止身體有移動。

1.

首先用橡筋帶或練力帶綁在門柄上

2.

身要挺直，雙腳微曲

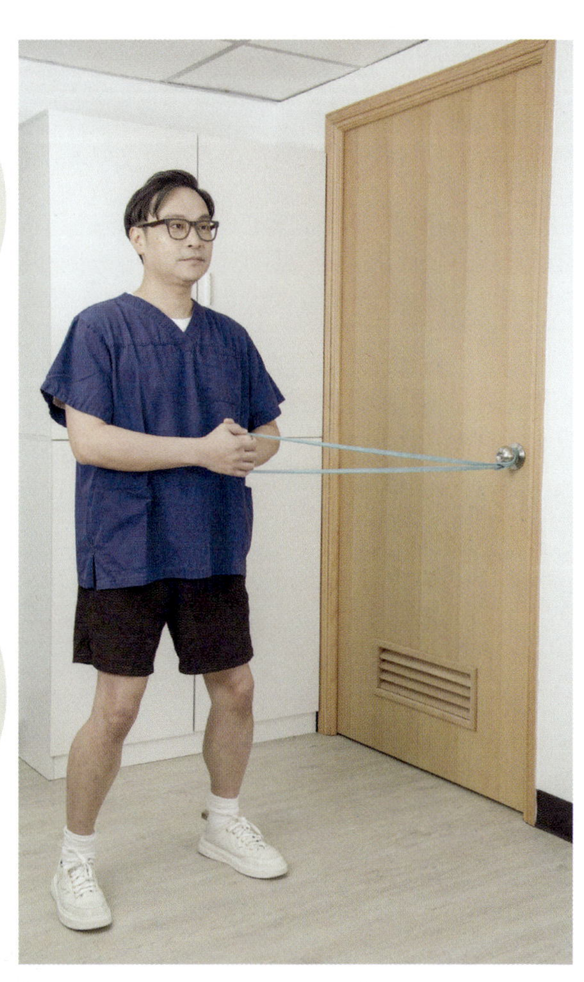

3.

雙手向上向下
維持身體不要動
做 30 下

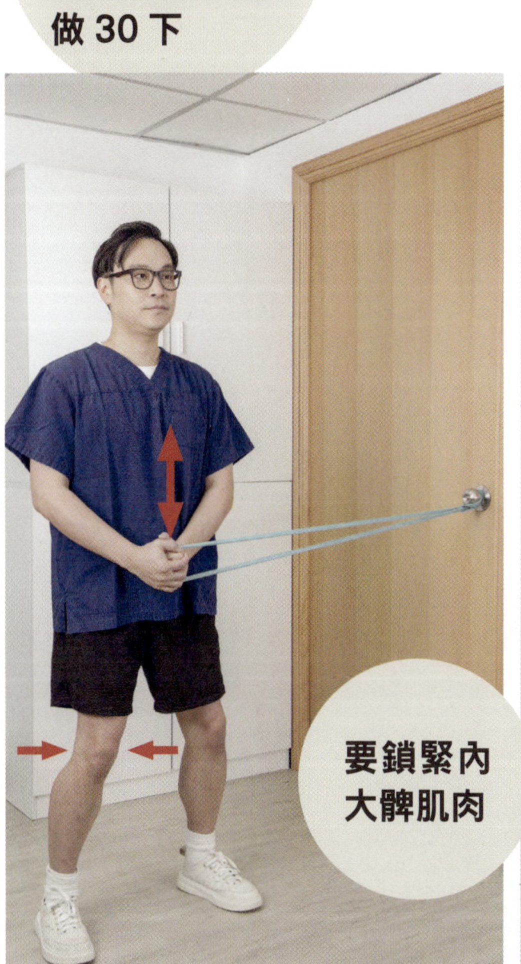

要鎖緊內
大髀肌肉

4.

休息 30 秒
再做 30 下
一日做一次

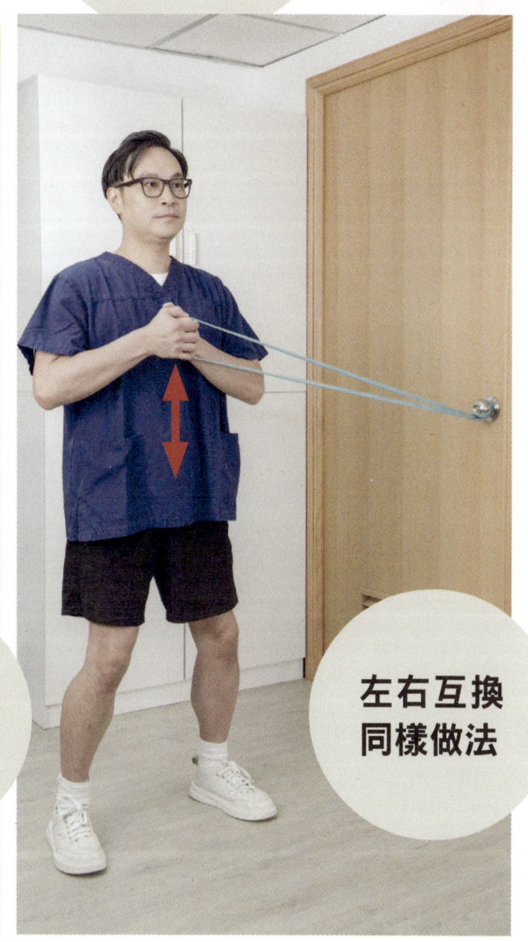

左右互換
同樣做法

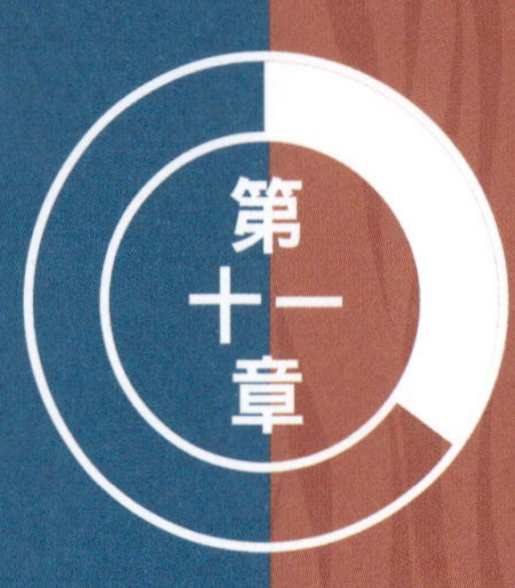

肌少症個案分享

肌力弱，有肌少症危機

CASE 1

王先生 78 歲，身高 173 cm，體重 74.4 kg，患有遺傳性的高血壓、糖尿病、高膽固醇及尿酸。他每天需要服食藥物來控制這些指數，並聽醫生的建議每天做 30 分鐘至 1 小時運動。他喜歡練習詠春拳，身體還算健康，沒有痛症。但最近當他去跟師傅練習詠春時，詠春師傅發現，他的力量比較弱，肌肉開始鬆弛，所以建議他去找醫生做肌少症測試。

首先，我為王先生做了一個 SARC-F 問卷，評分是 0，代表正常（4 分或以上代表有肌少症）。生物電阻抗分析（Bioelectrical Impedance Analysis, BIA）結果顯示，除了脂肪量及脂肪率偏高外，他的肌肉量、肌肉率、骨骼肌率、蛋白質量等全部合乎標準。在體能表現測試（Physical Performance Test）部分，他的手握壓測試做到 28.9 公斤，屬於正常；坐下站立五次需要 8 秒屬於正常；一米步行需時也少於 1 秒。這些測試證明了他沒有肌少症。

雖非肌少症，卻出現肌力弱症狀

但王先生常常感到肌肉無力，走路大約 20 分鐘就開始覺得有倦意。打功夫做紮馬動作，之前可以維持 10 分鐘，現在 3 分鐘已經乏力。從這些臨床病徵，可以得知他其實患上了肌力弱（Asthenia）。原因除了因為他年紀漸長，主要是因為他患上很多種慢性病包括高血壓、糖尿病、高膽固醇及高尿酸，每一天都要服用藥物來維持身體健康。始終藥物都有一些副作用，可能令到肌肉感到乏力。

治療要點：集中鍛鍊腿部與核心肌群

在治療方面，我建議他找自己的家庭醫生，看一看他服的藥物可否作出一點改變，但當然也不能建議病人停用藥物。因此我為病人設計合適的治療方案，包括：

1 用肌肉運動訓練來刺激身體增加肌力；

2 安排他做 16 次（大約兩個月）脈衝電磁場儀器，激活線粒體，增加肌肉激素，可以幫助增加病人的肌力；

3 服用 HMB 12 星期，希望能增加肌肉量及肌肉力。

要注意的事項，就是針對病人腿部、核心肌群及手部的肌肉鍛鍊，不要讓他鍛鍊得太輕鬆，因為他本身沒有肌少症，所以鍛鍊時要進取一點，才有效果。經過 16 次、8 星期的治療，明顯肌力收緊了，每天做運動都不再感覺疲倦，練習功夫的時候，做紥馬都可以維持 8-10 分鐘。生物電阻抗分析沒有太大分別，肌肉量、肌肉率及骨骼肌率只是輕微提升，因為他本身不是患上肌少症，所以數字沒有太大分別是正常的。反而脂肪量及脂肪率返回正常指數，證明了脂肪減少，肌肉增加的現象。

雖然王先生不能停止所有藥物，但是經過強化運動訓練，及其他輔助儀器，可重拾原有肌力。他也會繼續做肌肉鍛鍊運動，務求避免再有肌力弱的情況。

手腕拇指痛，原來跟肌少症有關

CASE 2

張小姐 58 歲，來到診所主要是因為左手拇指及手腕痛，經檢查後發現是筋腱發炎，主要可能因為做家務，常常需要把沉重的衣服拿起放到衣櫃裏，而出現筋膜炎。因為只是筋膜炎，關節沒有問題，用衝擊波做三次治療已經有很大改善，痛楚減少八成。兩星期後，她回到診所複診，說痛楚已經減少了很多，但是有時某一個動作例如扣鈕、拉拉鍊，筋腱又會出現痛微痛。

張小姐身形比較小及瘦，體重只得 47.9 公斤，所以我建議她做一次肌少症測試及評估。因為很多時候，痛楚未能完全康復，除了因炎症未完全消除外，有可能是因為患上肌少症而導致做家務時用錯力或肌肉無力，再弄傷筋腱。

肌少症評估結果：接近臨界，屬輕度

她的 SARC-F 篩選問卷是 3 分（4 分或以上代表有肌少症）。生物電阻抗分析（Bioelectrical Impedance Analysis, BIA）結果，肌肉量、肌肉率、骨骼肌率、骨量、蛋白質及蛋白量全部是偏低。在體能表現測試（Physical Performance Test）部分，手握壓測試 18.3 kg 屬於剛剛合格（18 kg 以下不合格）；坐下站立五次需要 8 秒；一米步行少過 1 秒，均屬於正常。因為問卷

測試及體能表現都算正常，但肌肉量、肌肉率、骨骼肌率、骨量、蛋白質及蛋白量全部偏低，所以診斷是患上了力弱症或輕度的肌少症。可以用治療去幫助，回復肌肉量及肌力！

這個情況下，建議她接受 16 星期的肌肉訓練，配合脈衝電磁場儀器，激活線粒體，增加肌肉激素，希望盡快增加病人的肌力！另外她也服用 HMB 補充劑增加肌肉量。

中期成果：痛楚改善，日常活動回復正常

在第 10 次的治療訓練，張小姐手部痛楚已經消失了，拉拉鍊及扣鈕都沒有問題。她明顯增加了肌肉，所以做家務、把衣服放進櫃裏及摺衫，都不會感到乏力及痛楚。在第 16 星期為她再做生物電阻抗分析，肌肉量、肌肉率、骨骼肌率、骨量、蛋白質及蛋白量都提升了，但未完全達到正常水平。因此建議她多做 8 次治療及訓練。完成後，張小姐的手腕及拇指痛楚已經消失了，肌肉力及肌肉量也提升了，亦減除了患肌少症的風險。我建議張小姐繼續在家做肌肉訓練運動，至於 HMB 亦可以繼續服食以維持肌肉量。

全身疼痛，身體檢查一切正常，原來患上肌少症

CASE 3

郭女士，62 歲，全身都患上痛症，看過很多醫生，做過物理治療、針灸、中醫、脊醫、按摩等等，都未能舒緩她的痛楚，也無法解釋她的痛楚是從哪裏來。磁力共振報告只發現她有輕微的椎間盤突出，通常做一些物理治療及運動治療應該可以幫助。但是她已經做了六個月物理治療，痛症還存在，吃止痛藥也沒有用。

走路乏力，初步懷疑肌少症

郭女士來到診所找我，希望為她做一個詳細檢查，及研究一下為什麼全身都有痛症。起初我懷疑她患上了肌筋膜疼痛綜合症（Myofascial Pain Syndrome），所以就會有全身疼痛的問題。但再了解多一點，她告訴我，她常常感到腿部無力，走路有時需要用拐杖，另外上樓梯也比較吃力。我聽了這個情況，開始懷疑她是患了肌少症，所以決定為她做一次肌少症測試。

肌少症篩檢結果：陽性指標明顯

郭女士的體重只有 32.05 kg，BMI 只有 15.2，屬於偏瘦。SARC-F 問卷發現她拿起 5 公斤的物件有困難，步行穿越另一間房及上 10 級樓梯都有一些困難，最後分數是 4，代表自我篩選問卷調查是陽性，有機會患上了肌少症！

生物電阻抗分析發現她的肌肉量、肌肉率、骨骼肌率、骨量、蛋白量全部偏低。在體能表現測試（Physical Performance Test）部分，手握壓測試是 8.6 kg 屬於不合格（女性 18 kg 以下不合格）；坐下站立五次需要 10 秒及一米步行少過 1 秒，屬於正常。結論是郭女士已患上了肌少症，因為她失去了重要的肌肉去保護身體，所以肌肉及脊骨容易受到勞損及受傷，導致全身疼痛。要醫治她全身疼痛的症狀，便一定要從肌少症治療入手。

郭女士首先做了 16 次肌少症治療，當中包括肌肉訓練，脈衝電磁場儀器來加快增加肌肉及避免繼續流失。她身體真的太弱了，肌肉訓練只能選擇不用任何負重物件來做運動。要等肌肉慢慢增加，才可以用啞鈴來練習肌力，刺激身體增加肌肉。郭女士的復原時間比一般人長，做了 16 次肌少症治療，效果不太明顯，肌肉量、肌肉率、骨骼肌率、骨量只有輕微的增加，但未符合格標準。

為何會這樣呢？這是因為郭女士腸胃不好，試吃 HMB 補充劑後腸胃有不舒服，於是決定停吃 HMB。沒有 HMB 的幫助，身體本身製造肌肉及防止肌肉流失的功能自然減弱。幸好，郭女士願意繼續做肌肉訓練及脈衝電磁場儀器，經過總共 32 次治療，最後的手握壓測試，她可以做到 19 kg，終於合格了！

關鍵提醒：愈早處理，愈見成效

整體來說，她感覺到自己的痛楚減少了，只有晚上睡覺前會有一點疼痛感覺，集中在頸部及腰。其他腿部、手部、背部都沒有疼痛感覺。肌肉量、肌肉率、骨骼肌率回復到正常水平，但身體的蛋白量仍有少許偏低。我建議她多吃點肉類，繼續每天做運動，希望可以進一步強化肌肉量保護身體，防止再受傷及跌倒。這個案例，成功顯示到逆轉肌少症是可行的，但需要時間，因人而異，愈早處理效果愈佳！

癌症康復後，出現腿無力，懷疑是肌少症

CASE 4

白先生 77 歲，本身有前列腺癌，做過電療 32 次，成功戰勝癌症。但康復後身體漸變得軟弱，還瘦了 20 磅。他來到診所的原因是因為髖關節兩邊感到痛楚，希望可以用脊椎治療方法及物理治療來幫助。

白先生本身腎臟不好，有腎衰竭，現在用藥物去控制。我為白先生做了脊骨及盆骨檢查，發現脊椎及盆骨都有錯位情況，所以出現痛症，於是我為他做脊椎矯正及物理治療。做了四次後，明顯舒緩很多。但是他繼續表示感覺腿無力，走路容易跌倒，因為常常感覺到有浮浮的不穩定感覺。於是，我開始懷疑他有肌少症的可能性。

篩查評估：肌力與體質都偏低

白先生的體重只有 43 kg，BMI 只有 17.3，屬於偏瘦。SARC-F 問卷發現他拿起 5 公斤的物件有困難、步行穿越另一間房及上十級樓梯都有一些困難，最後分數是 3，代表自我篩選問卷調查是正常。生物電阻抗分析發現他的肌肉量、

肌肉率、骨骼肌率、骨量、蛋白量、蛋白質全部偏低。在體能表現測試（Physical Performance Test）部分，手握壓測試是 24 kg 屬於不合格（男士 28 kg 以下不合格）；坐下站立五次需要 10 秒及一米步行少過 1 秒，則屬於正常。白先生應該患上了輕微肌少症或力弱症！

因為未正式患上肌少症，只是輕微，可以及早做針對增加肌肉訓練。因為他是癌症康復者，不適宜用脈衝電磁場儀器來激活他的線粒體，增加肌肉激素。

雙管齊下：營養師 + 運動訓練

於是安排了白先生做 16 次肌肉強化訓練。另外因患上腎衰竭，服用 HMB 也需要小心處理，雖然研究報告發現可以飲一半份量的 HMB 沖劑來作幫助增加肌肉，但我建議他先諮詢腎科專科醫生的意見，然後問一問營養師，如何用飲食去增加肌肉。營養師建議他透過食物吸收蛋白質，包括乳酪、雞蛋、雞肉、瘦牛肉、堅果等，他每天會跟着營養師的餐單進食。

維持進步：定期追蹤與按時飲食

雖然治療沒有做脈衝電磁場儀器及服用 HMB，但經過 16 次訓練大約八星期後，白先生的手握力明顯進步了，回復到 28 kg 的水平。腿力明顯多了，減少了浮及容易跌的感覺。最後一次的生物電阻抗分析，發現骨骼肌率、骨量回到正常水平，但其他仍然偏低，所以他要繼續努力做運動及跟隨營養師餐單進食，最重要是定期（每三個月）做一次肌少症檢查。

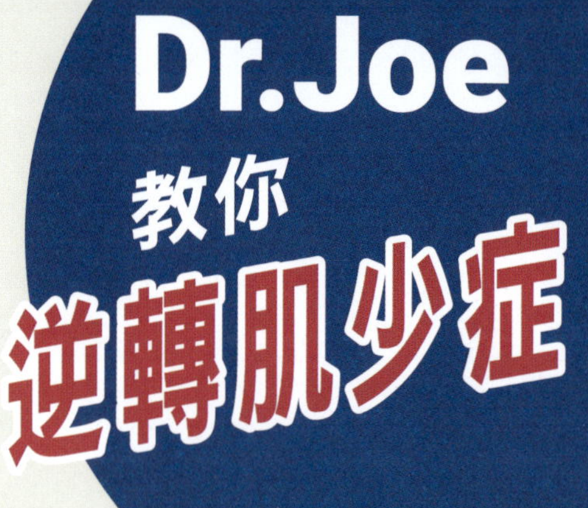

著者
汪家智 (Dr. Joe)

責任編輯
李穎宜

攝影
梁細權

裝幀設計 / 排版
羅美齡 陳章力

出版者
萬里機構出版有限公司
香港北角英皇道 499 號北角工業大廈 20 樓
電話：2564 7511　　傳真：2565 5539
電郵：info@wanlibk.com
網址：http://www.wanlibk.com
http://www.facebook.com/wanlibk

發行者
香港聯合書刊物流有限公司
香港荃灣德士古道 220-248 號荃灣工業中心 16 樓
電話：2150 2100　　傳真：2407 3062
電郵：info@suplogistics.com.hk
網址：http://www.suplogistics.com.hk

承印者
寶華數碼印刷有限公司
香港柴灣吉勝街 45 號勝景工業大廈 4 樓 A 室

出版日期
二〇二五年七月第一次印刷
二〇二六年一月第二次印刷

規格
大 16 開（170 mm × 240 mm）

Published and printed in Hong Kong, China.
ISBN 978-962-14-7631-9